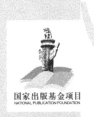

国家出版基金项目
NATIONAL PUBLICATION FOUNDATION

新中国
地方中草药
文献研究
（1949—1979年）

国家出版基金资助项目

「十三五」国家重点出版物出版规划项目

土单验方卷 5
（中）

张瑞贤 张卫

刘更生 蒋力生

主编

SP
南方出版传媒
广东科技出版社

北京科学技术出版社

目　录

常用中草药单验方汇编

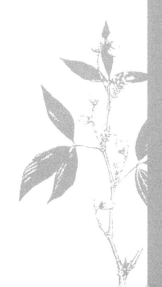

提　要

四川省绵阳地区卫生局编。

1971 年 6 月第 1 版第 1 次印刷。共 1040 页，其中前言、编写说明、目录共 20 页，正文 990 页，插页 3 页，索引 27 页。精装本，红色塑料套封。

编者深入调查研究，收集了具有防治结合、中西结合特点的常用中草药及单验方，并编写了这本《常用中草药单验方汇编》。

本书正文分为 3 部分。第一部分讲述中草药一般基础知识，包括怎样认药和采药、药物的加工炮制、药品的保管贮藏、认真贯彻合理用药、植物形态。第二部分介绍常用中草药，按药物功效分类，分为除害灭病药、解表药、清热药、化痰止咳药、利水渗湿药、逐水药、缓下药、祛风除湿药、芳香化湿药、温里药、健脾消食药、理气药、理血药、补益药、平肝息风药、养心安神药、收敛固涩药、驱虫药和外用药共 19 类，收载药物 400 种，并附黑白手绘药图 347 幅。每药下有来源、形态简述、采集加工、性味功能、主治、用量、配伍等项。备注项主要讲其毒理及用药禁忌。第三部分介绍疾病防治，分为战备、传染病、内科、妇科、小儿科、五官科、皮肤科、外科、肿瘤。每种疾病下先简要介绍其诊断标准，然后出方从几个到十几个不等。此部分共收方 586 个，均为经验方。每方下没有方名，只有组成、用法。

书中药物计量单位采用旧市制，即 1 斤等于 16 两。

书后附有药名笔画索引。

常用中草药单验方

汇　编

四川省绵阳地区卫生局编

目　　录

第一部份　一般基础知识

第二部份　常用中草药

一、除害灭病药类

1

2

1949
新 中 国
地 方 中 草 药
文 献 研 究
(1949—1979年)
1979

3

4

1949

新 中 国
地 方 中 草 药
文 献 研 究
(1949—1979年)

1979

5

六、逐水药类

七、缓下药类

6

1949

新 中 国
地 方 中 草 药
文 献 研 究
(1949—1979年)

1979

八、祛风除湿药类

7

8

1949

新 中 国
地方中草药
文 献 研 究
(1949—1979年)

1979

十四、补益药类

（一）补气药

10

1949

新 中 国
地 方 中 草 药
文 献 研 究
(1949—1979年)

1979

11

1949

新 中 国
地 方 中 草 药
文 献 研 究
(1949—1979年)

1979

第三部份 疾病防治

一、战 备

13

14

1949

新 中 国
地 方 中 草 药
文 献 研 究
(1949—1979年)

1979

四、妇 科

五、小儿科

15

17

第一部分　一般基础知識

伟大领袖毛主席教导我们：“中国医药学是一个伟大的宝库，应当努力发掘，加以提高。”中草药是祖国伟大历史遗产的重要组成部分，是我国劳动人民在长期实践中和疾病作斗争的经验总结。认识和掌握中草药生长规律，继承发扬它的加工炮制经验，正确运用辩证施治原则，贯彻合理用药，使中草药更好地为战备、为生产、为人民健康服务，具有十分重要和现实的意义。

1

1949

新 中 国
地 方 中 草 药
文 献 研 究
(1949—1979年)

1979

怎样认药和采药

一、认识从实践始。认识中草药的形态、特征和生长环境，主要是通过实地调查，细致地观察植物全貌，一般用看、摸、嗅、尝等办法，认识掌握药物的根、茎、叶、花、果实、种子的特点和药物在苗期、生长期、花期、枯萎期等不同生长阶段的特点，抓住它的主要形态特征及与它相似药物的区别点。如土茯苓与金刚藤外形相似，群众辨认的口诀是："有刺金刚藤，无刺土茯苓。"又如土细辛根味辛辣，金银花先白后黄、黄白相间，芸香草有芳香味，手摸荨麻即感烧痛等，这些都是识别特征。

二、群众是真正的英雄。了解植物生长规律，要认真学习群众经验。群众中流传："要找瓦莲花瓦房顶上看；石花长在岩石上；漏芦长在屋一转；红浮萍在水面找，花园里找金边兰……"，这是从生长规律启示我们的认识。又如水芹菜，象芹菜而长在水边；七叶一支花（即

2

蚤休），通常就是七个叶片，顶端一朵花；找钮子七的口语是："三叉五叶一支花，认不到参叶就是它。"这是从植物外形启示我们的认识。

三、什么工作都要搞群众运动。采药主要是发动群众献方采药和专业队相结合。采药要掌握植物生长规律和个别药物的特殊要求：

花类：一般在含苞待放或刚开时采集，但如槐花、合欢花等要在花蕾期采集。

叶类：花期前后采集，常绿植物四季均可采叶；但如冬桑叶要在叶黄经霜后采集。

茎枝类：一般在植物生长旺盛期（开花初期）采集较好。

根类：秋末春初采集。

根皮和皮类：在春夏之交、皮易剥离时采集。但椿根白皮、苦楝根皮等，可在秋后采集，以免影响植物生长。

果实种子类：在刚成熟时采集。但如牵牛子、指甲花子等，应在种子开裂前采集。

全草类：花期前后采集。但如茵陈应在幼苗

8

1949

新 中 国
地 方 中 草 药
文 献 研 究
(1949—1979年)

1979

期采集。

树脂类：凝成较硬块状时采集。

花粉类：花期采集。

因此，适时采集，是保证药用植物质量及产量的重要因素，所以必须把握季节，不误时机。

四、任何地方必须十分爱惜人力物力，决不可只顾一时，滥用浪费。采集药物必须从长远需要出发，注意保护药源、发展药源。如采集树皮只能纵剥，不能环切，用根的多挖支根，注意保留主根；取叶的，一次只采部分叶片，不要一次把全株叶片采完，更不能挖掉全株植物；一切有条件的地方，都要坚持"自力更生"原则就地发展和种植药材；本地不产或产量有限的，要积极引种繁殖。

药物的加工炮制

药品的炮制加工必须遵循毛主席"备战、备荒、为人民"的伟大战略方针，按照"自力更生"原则，因地制宜、因陋就简、就地取材；制

4

药设备和使用剂型，力争经济、简便、适应战备和群众需要。

一、加工炮制要求和方法：

1、整理：将不同药用部份分开。根茎类药物应用剪、切、削等方法除去毛须等部分；根皮类药物应刮去外表粗皮；叶类应拣去杂质，如枇杷叶应刷去绒毛等。

2、淘洗：洗净泥沙杂质，要根据药物种类不同掌握浸洗时间。（花类一般不浸洗）

8、切片：将整理洗净的药物切成不同厚薄、大小、长短的片、段、丝，全草类要求切成寸长的节。

4、干燥：除花类和芳香类药物放在通风处阴干外，一般都要晒干保管贮藏，必要时采取烘炕干燥。此外，要根据药品的不同要求，还可采取蒸、煮、煅、炒、飞、腌等方法炮制。

二、常用制剂基本操作方法：

1、汤剂：将药物放入药罐中，加水至淹过药面五分左右，用文火煎熬二至三次，去掉药渣即

5

1949

新　中　国
地 方 中 草 药
文　献　研　究
(1949—1979年)

1979

成。其中：根茎类药物应先煎，芳香性药物应后下，细小种子类药物要装布袋包煎。

2、酒剂：将药物切碎或研成粗末浸泡于适量白酒中，经常搅动，一般泡一月左右。

3、膏药：按配方量将药材切断或捣碎放油锅内（麻油、花生油、菜油）加热煎炸，（花叶类不耐炸可后下）到成炭状时，除去药渣继续炼油，边炼边搅拌，防止起火，直至把油炼到滴在水内成珠不散为止。夏季，炼油一斤，加黄丹七两五至八两，冬季，加黄丹六两五至六两八钱，加后不断搅拌，使颜色变黑成膏，稍凉后把膏放在水内浸一夜，用微火或隔水加热炖化，摊在纸上或布上即成。

4、丸剂：

（1）水丸：先用小扫帚蘸少量凉开水刷于打盘的一边，然后撒入少量药粉，用小扫帚刷下，即成湿润小粒，再加少许药粉拌合，反复旋转打盘使成园形小粒，选成大小均匀的颗粒，然后边喷水边加药粉边旋转，直至团成大小均匀丸粒，晒干或烘干即成。

（2）蜜丸和糖丸：将处方中的药物碾成细粉混合均匀，加入适量炼过的蜂蜜或红糖，炼到起红黄色泡沫，用手捻之成丝，搅拌后，搓成条，切段，搓成丸药。

5、散剂：按处方所配药物，烘干或晒干后碾成细末，混合均匀即成。

药品的保管贮藏

一、选择向阳、通风的地方，将药品用篾篓、纸箱、木箱或麻袋收存，防止受湿、霉蛀、变质、走油，经常保持干燥。有的要用缸钵加盖贮藏。

二、夏秋之交和霉雨季节，药物受温度、湿度影响易于变质，必须勤加检查、翻晒。但花类、芳香药品及动物药类不宜晒，最好采用硫黄烟熏或烘烤，防止霉变虫蛀。

三、收藏入库药物，必须标明品名，严防品

7

1949

新 中 国
地 方 中 草 药
文 献 研 究
(1949—1979年)

1979

种混淆，造成配方错误发生失效和中毒事故。

认真贯彻合理用药

一、分析的方法就是辩证的方法。使用中草药治病，主要是运用"辩证论治"原则，通过望、闻、问、切即"四诊"对病人现状、既往史以及周围环境进行了解；通过表、里、虚、实、寒、热、阴、阳即"八纲"和卫、气、营、血，脏腑经络进行观察、分析、综合，诊断疾病的部位、病因、性质，然后根据证候定出治疗原则，立方配药。

二、对于具体事物作具体的分析。用药的一般原则是：寒症宜温，热症宜清，虚症宜补，实症宜攻，表症宜开，里症宜下，半表半里宜和。此外，注意久服苦寒药物易伤脾胃，久服滋补药物须防痰湿，经期、孕妇忌用泻下通经药物，老小虚人慎用峻攻猛破药方。

用药剂量：老人、小孩、妇女和体虚病人要

8

酌情减少用量；鲜品比干品用量要大；剧毒药要严格控制使用。

三、精通的目的全在于应用。熟悉药物性能。中医用药，一般按寒、热、温、凉"四气"（又叫"四性"）和酸、苦、甘、辛、寒"五味"发挥不同性能药物的不同作用。如辛味药用于发汗解表；甘味药能滋补强壮；酸味药能涩肠固脱，收敛止血；苦味药能降能泻能燥湿；咸味药能软坚散结、润肠通便；淡味药能渗湿利水等。

四、无论什么事情，都必须加以分析。药品配伍：原则是把药品按主、从、佐、使结合成一个处方，发挥相辅相成或相反相成的作用，达到治病的目的。

主，就是处方中解决主病、主症的药物；从，就是帮助主药解决主病或主症的药物；佐，就是兼治主药所不能治的兼证，或者抑制主药的毒性；使，就是调味药或赋形药。如治疗湿热腹泻的"芩车饮"（刺黄芩即"三颗针"、车前

9

1949

新 中 国
地 方 中 草 药
文 献 研 究
(1949—1979年)

1979

草、薤白、甘草），方中刺黄芩清热燥湿是主药；车前草清热利湿是从药；薤白既能行气止痛，兼治主药所不能治的腹痛，又可抑制刺黄芩过于苦寒、败伤脾胃，是方中的佐药，甘草调味，是方中的使药。

配方药物的主从佐使，必须根据具体情况辩证论治，灵活配伍，不能从形式上强求一致。

植 物 形 态

我们能够学会我们原来不懂的东西。有比较才能鉴别。常用的植物形态知识如下述：

（一）一般名称

一、木本：植物体木质部分极其发达，枝干坚硬的植物。

二、乔木：主干明显直立，比较高大的植物，如樟、核桃、蓝桉等。

三、灌木：无明显主干，近地面处分枝及

40

生，比较低矮的木本植物，如黄荆、搬倒甑等。

四、草本：植物体木质部分少，茎多草质，茎叶柔软的植物。又可分为：

1、一年生草本：当年出苗、开花、结果后即全株死亡的植物，如玉米、凤仙花、紫苏等。

2、二年生草本：当年只生根、茎、叶，第二年开花结果后全株死亡的草本植物，如萝卜、五朵云、地地菜等。

3、多年生草本：生长两年以上的草本植物。有的虽然茎叶每年要枯死，但根部仍有活力，来年能发出新苗，如蒲公英、大蓟等。

五、藤本：植物体茎长而不能直立，要依附、缠绕或攀附他物生长的植物。木质藤本：如络石、三角风；草质藤本：如母猪藤、鸡屎藤等。

六、寄生：植物体不能独立生活，要寄生在其它植物体上、并吸取其它植物体的营养才能生长的植物，如桑寄生、兔丝子等。

七、附生：植物体附生于其它植物体上、但不吸收其它植物的营养仍能生长的植物。如小石

11

1949

新 中 国
地 方 中 草 药
文 献 研 究
(1949—1979年)

1979

泽兰、石斛等。

八、蕨类：植物体有根、茎、叶，但不开花结子，以孢子繁殖的植物；如猪鬃草、伸筋草、槐叶萍等。

（二） 根

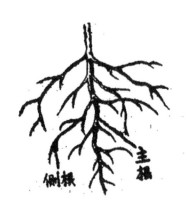

侧根　主根

根一般生长在土壤中，有吸收养料、水分及固定植物的作用。生侧根之主要部分称主根，主根旁伸之小根称侧根。

根常见的形态为：

1、园锥形根：主根发达呈园锥状，如萝卜、兰布裙、糯米草等。

2、园柱形根：主根发达呈园柱状，如奶参等。

3、纺锤形根：主根或侧根膨大呈纺锤状，如鸡瓜参、金牛胆、天冬等。

4、块根：根肥大呈块状，如草乌、山药等。

12

5、不定根：有些植物的茎和叶上也能生长出根来，因位置不固定，故称不定根，如大二郎箭、铁线草、一口血等。

6、支持根：有些植物的茎或枝向下生长不定根以支持植株地上部分，称为支持根，如玉米等。

7、须根：无明显主根而由茎基部生出多数细长的根，呈胡须状。如红毛七、葱、养血莲等。

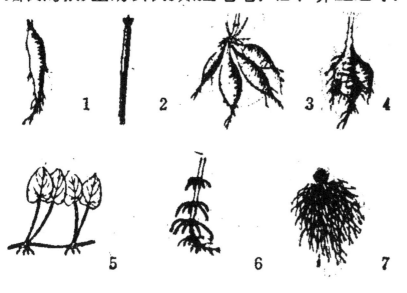

（三）　茎

茎是植物体地上部分的躯干，下与根相连，

1949
新　中　国
地方中草药
文　献　研　究
(1949—1979年)
1979

上支持叶、花和果实，主要起输导、贮藏养分及支持的作用。

茎上生叶子的部分叫"节"，节与节之间的一段叫"节间"，茎皮上有一种褐色的园形或椭园形以至长线形的斑点叫"皮孔"，叶脱落后叶柄在茎上留下的痕迹叫"叶痕"，未发展的枝叶或花长在茎上的部分叫"芽"，茎上有时长有一种翼状附属物叫"翅"。

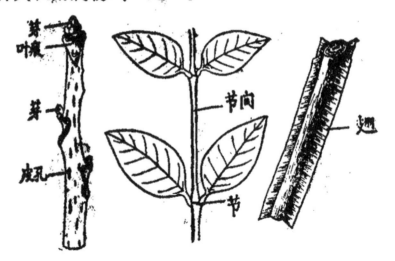

生在地上部分的茎叫"地上茎"，常见的形态有：

　　1、匍匐茎：茎横卧地面贴地生长，茎的每

14

个节上有芽和不定根，有的枝端着地还能长出新植株，如三匹风、铁线草、五匹风等。

2、缠绕茎：茎细长而软，不能直立，必须旋绕它物才能向上生长，如牵牛、律草、党参等。

3、攀援茎：茎不能直立，必须借攀援器官（如卷须、吸盘等）附于它物才能向上生长，如母猪藤、三角风等。

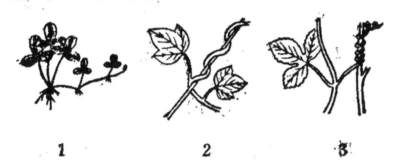

1   2   3

生在地下部分的茎称地下茎，常见的形态有：

1、根茎：外形如根，横卧地下，具明显的节，节上可生枝、芽和不定根，并有叶的残余或叶痕，不具根冠根毛，如玉竹、黄精、扁竹根等。

2、块茎：外形肥大呈块状，有明显的节和芽，如天麻等。

3、鳞茎：地下茎缩短，外围有多数肥厚或膜

15

1949
新 中 国
地方中草药
文 献 研 究
(1949—1979年)
1979

顶的鳞片叶，下部生不定根，如百合、蒜、水仙等。

4、球茎：地下茎为球形，顶端集生芽，如白芨、半夏等。

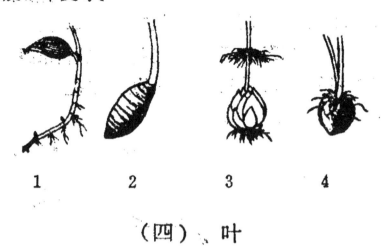

1　　　　2　　　　3　　　　4

（四）、叶

叶是植物制造养料、蒸发水份的主要器官。

有关叶的各部份名称可参见下图：

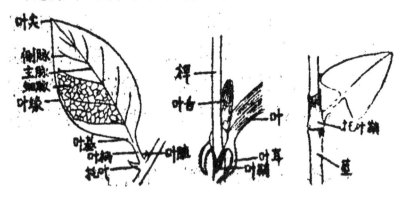

16

叶脉：是叶的运输和支持机构，在叶内错综分歧，布满了叶的各部。根据叶脉在叶上分布的情况常见的有：1、羽状网脉：如枇杷、香樟、吴萸。2、掌状网脉：如蓖麻、木芙蓉、无花果。3、直出平行脉：如竹。4、横出平行脉：如美人蕉。5、弧行脉：如山药、百部。

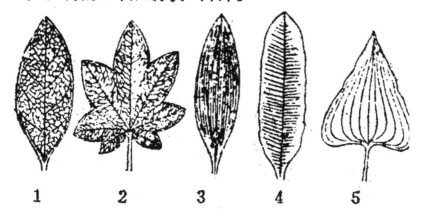

1　　2　　3　　4　　5

叶形：常见的叶形有：1、针形：如马尾松。2、线形：如稻、麦、罗汉松。3、披针形：如垂柳、夹竹桃。4、椭园形：如樟、芫花、吴萸。5、卵形：如冬青、车前草。6、倒卵形：如柘木树、枇杷。7、心脏形：如山药、奶浆藤、奶参。8、肾形：如小马蹄草、冬苋菜。9、

17

1949

新 中 国
地方中草药
文 献 研 究
(1949—1979年)

1979

盾形：如荷叶。10、园形：如满天星。11、扇形：如银杏。12、三角形：如蛇倒退。13、营形：如葱。14、戟形：如排风藤。15、剑形：如扁竹根。

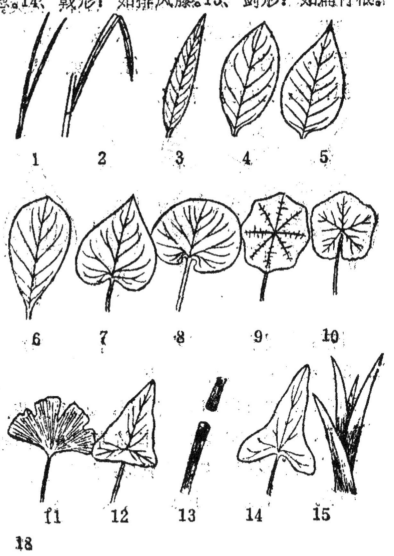

按：在叙述叶形时，也常用"长"、"广"、"倒"等字眼冠在叶形名称的前面，如椭圆形叶又较长的叫"长椭园形"，卵形叶而又较宽的叫"广卵形"。披针形叶而先端与基端倒置的叫"倒披针形"。含义大体如上，余可类推。

叶缘：常见的叶的边缘形状有：1、全缘；2、锯齿状；3、齿牙状；4、波状；5、倒向羽裂；6、掌裂。

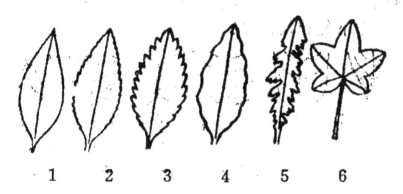

   1   2   3   4   5   6

叶片的分裂：常见的裂形为：1、浅裂；2、深裂；3、全裂。

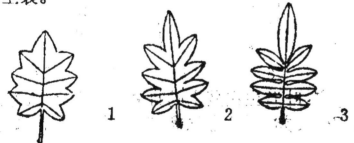

         1   2   3

19

1949
新 中 国
地方中草药
文 献 研 究
(1949—1979年)
1979

叶尖形状常见的为：1、急尖；2、钝尖；3、渐尖；4、钝形；5、截形；6、针状；7、微凹；8、倒心形。

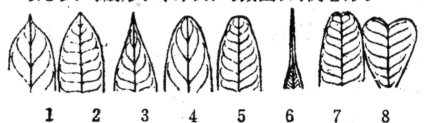

1　　2　　3　　4　　5　　6　　7　　8

叶基形状常见的为：1、楔形；2、钝形；3、园形；4、心形；5、耳形；6、鞘状；7、箭形；8、戟形；9、斜形；10、基部下延；11、穿茎。

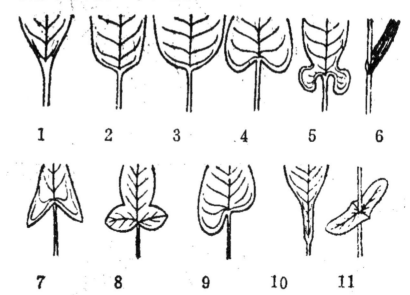

1　　　2　　　3　　　4　　　5　　　6

7　　　8　　　9　　　10　　　11

叶序：叶着生在茎上的排列方式称叶序。常见为：1、互生：如辣蓼、排风藤。2、对生：如薄荷。3、交

20

互对生：如对叶草。4、轮生：如蚤休。5、丛生：如红子刺。6、莲座状：如瓦松。7、单生：如一支箭。

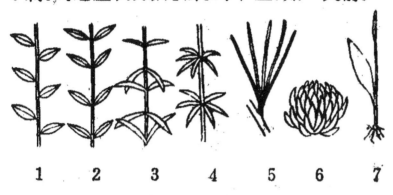

1　2　3　4　5　6　7

复叶： 一个总叶柄上生二片以上叶片（这种叶片叫"小叶"，小叶若具叶柄就叫"小叶柄"）叫"复叶"。

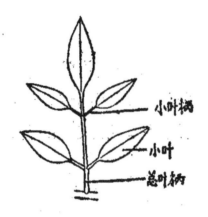

小叶柄

小叶

总叶柄

根据小叶排列的方式，常见的复叶总类为：1、掌状复叶；2、羽状三小叶；3、奇数羽状复叶；4、偶数羽状复叶；5、三出复叶；6、参差羽状复叶；7、二回羽状复叶；8、三回羽状复叶。

21

1949
新　中　国
地方中草药
文　献　研　究
(1949—1979年)
1979

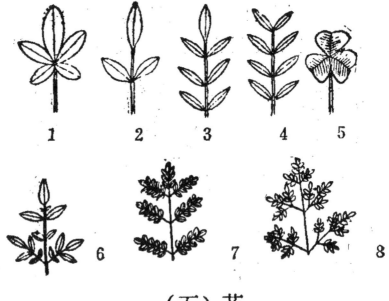

（五）花

花是种子植物的生殖器官，在同一花中具雌蕊和雄蕊的叫"两性花"，只具雌蕊或雄蕊的叫"单性花"。有关花的各部名称如下图所示：

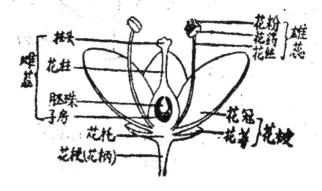

22

生于花梗基部或花梗任何一处的退化叶叫"苞片"；绕于花序外围之许多苞片或一单花之一轮苞片叫"总苞"；包围多数花的苞片叫"佛焰苞"。

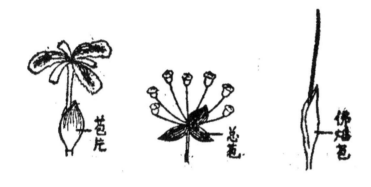

花冠形状常见的存：1、十字花冠：如白萝卜、干油菜、地地菜。2、高脚蝶形花冠：如搬倒甑。3、漏斗状花冠：如面根藤、牵牛子。4、钟状花冠：如桔梗。5、菅状花冠：如清明菜、小蓟。6、舌状花冠：如牛舌头、跳心草。7、唇形花冠：如紫苏、益母草。8、蝶形花冠：如水皂角、清酒缸。

23

1949

新　中　国
地方中草药
文　献　研　究
(1949—1979年)

1979

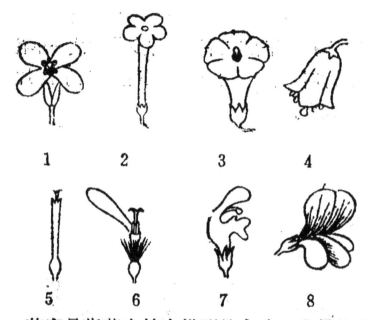

　　花序是指花在枝上排列的方式。常见的有：
1、总状花序：如干油菜、地地菜。2、穗状花序：如车
前草、蛇倒退。3、伞形花序：如水芹菜、芫荽。4柔荑
花序：如垂柳、麻柳。5、聚伞花序：如兰布裙。
　6、轮伞花序：如筋骨钻。7、园锥花序：如冬
青、苦楝。8、头状花序：如续断。9、兰状花
序：如蒲公英、野菊花。10、隐头花序：如黄
梬树、地瓜藤。11、佛焰花序：如半夏、石菖卜。
12、伞房花序：如土三七。

　24

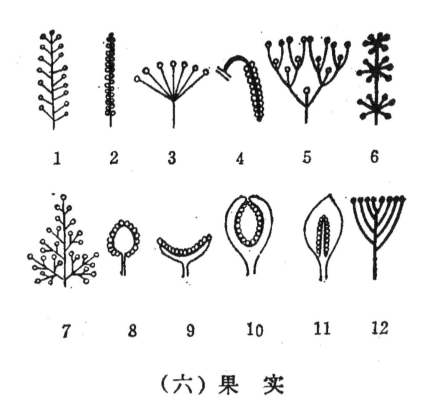

1 　 2 　 3 　 4 　 5 　 6

7 　 8 　 9 　 10 　 11 　 12

（六）果　实

　　果实是由受精后的雌蕊发育成的含种子的器官。常见的果实种类有：1、浆果：如龙葵、番茄。2、核果：如桃、李。3、骨突果：如飞燕草、天葵。4、荚果：如阎王刺，清酒缸。5、长角果：如干油菜。白萝卜。6、短角果：如地地菜。7、蒴果：如车前草。8、翅果：如五龙皮。9、瘦果：如蒲公英。10、小坚果：

25

1949

新　中　国
地方中草药
文　献　研　究
(1949—1979年)

1979

如紫苏。11、双悬果：如小茴。12、聚合核果：如薅秧泡。13、聚合骨突果：如赤芍。14、聚合瘦果：如辣子草。15、聚花果：如桑。16、梨果：如梨。

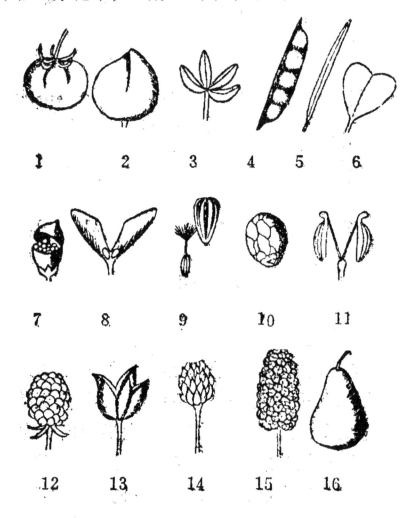

26

第二部份
常 用 中 草 药

一、除害灭病药类

这类药物都具有一定毒性，除能杀灭蛆虫、孑孓、蚊蝇、钉螺等致病媒介物外，还可作环境消毒药和某些皮肤疾病的薰洗、涂敷药用。

其中一部分毒性较小的药物，也可作内服药用，但必须谨慎掌握剂量和具体病情，并注意观察付作用，以便及时调整剂量或停药。

27

1949
新 中 国
地 方 中 草 药
文 献 研 究
(1949—1979年)
1979

麻　柳

来源：为胡桃科枫杨属植物枫杨Pterocarya-stenoptera DC. 的根皮和叶。

形态简述：落叶乔木。叶互生，奇数羽状复叶，叶轴上具狭翅，小叶无柄，长椭园形至园披针形，边缘有细锯齿。夏日开花，单性，雌雄同株，雄花多数组成柔荑花序，腋生于上年枝条上，下垂；雌花数朵亦组成柔荑花序，生于当年枝条，下垂。坚果，长园形，傍生小翅。

多生于溪沟、河岸边，但较干燥的坡地、原野亦能生长，各地均有分布。

采集加工：秋冬采集根皮，洗净，晒干备用；叶随采随用。

性味功能：根皮辛，温，有毒；叶辛、苦，寒，有毒。解毒，杀虫，祛风湿。

主治：根皮治风湿筋骨痛；叶泡粪坑或污水池中可杀蛆及孑孓，煎水外洗皮肤痒疹，疮痈等。

28

用量：根皮炖肉服，一次量3～5钱；叶外用适量。

配伍：根皮5钱配猪蹄一具，加酒、水炖服，治久年顽固风湿。近来有人用鲜叶杀灭钉螺。

野 棉 花

来源：为毛茛科银莲花属植物秋牡丹 Anemone japonica（Thunb.）Sieb. et Zucc. 的全草及根。

形态简述：多年生草本，高30～100厘米。根深褐色，上部粗下部细。叶二型；根生叶为三出复叶，有长柄，初时有白短柔毛，小叶片卵园形，3～7浅裂；茎生叶下部多为三出复叶，上部为单叶，近无柄。秋日开白色至红色花。瘦果，其上密生绒毛。

多生于坡地、路旁、沟边，各地均有分布。

采集加工：根于春季刚发芽时采集，洗净，晒干备用；全草，随用随采。

1949

新 中 国
地 方 中 草 药
文 献 研 究
(1949—1979年)

1979

性味功能：干根苦，寒，有小毒；鲜全草苦、辛，寒，有毒。清热解毒，杀虫。

主治：干根治阿米巴痢疾，细菌性痢疾，跌打损伤，蛔虫病，子宫内膜炎；鲜全草泡在粪坑内或污水坑内，杀蛆及孑孓，浸泡水中可杀钉螺，取汁外擦可腐蚀疣子。

用量：干根2～4钱；鲜全草外用适量。

配伍：干根商品名"重庆白头翁"，与其它几种白头翁一样，是治痢疾的常用药。配三颗针、贯众、翻白草治痢疾；配水当归、龙胆草、小茴香、土三七治子宫内膜炎；配苦楝根皮驱杀蛔虫。鲜全草杀蛆及孑孓效果良好，取汁外擦腐蚀疣子也有较好的疗效。全草有较强的毒性，临床通常不作内服药用。

备注，同属植物单叶秋牡丹A .vitifolia-Buch.—Ham. 及大火草A.tomentosa Pei。亦作野棉花用。

30

夹 竹 桃

来源：为夹竹桃科夹竹桃属植物夹竹桃 Nerium indicum Mill. 的枝叶。

形态简述：常绿灌木。单叶，革质，对生或轮生，线状披针形至长披针形，缘边旋卷，叶面深绿色，叶背淡绿色，中脉在叶背凸起，叶柄甚短。春日枝顶生数花成聚伞花序，花白色至红色，单瓣或重瓣。骨突果。

通常栽培供观赏，各地均有分布。

采集加工：随用随采。

性味功能：苦、辛，热，有毒。杀虫。

用法：泡于粪坑或污水坑内，能杀灭蛆及孑孓；泡水作喷洒剂能杀灭稻飞虱、浮尘子等虫害。

闹 羊 花

来源：为杜鹃花科杜鹃花属植物黄杜鹃 Rhododendron molle G. Don. 之叶。

31

1949

新 中 国
地 方 中 草 药
文 献 研 究
(1949—1979年)

1979

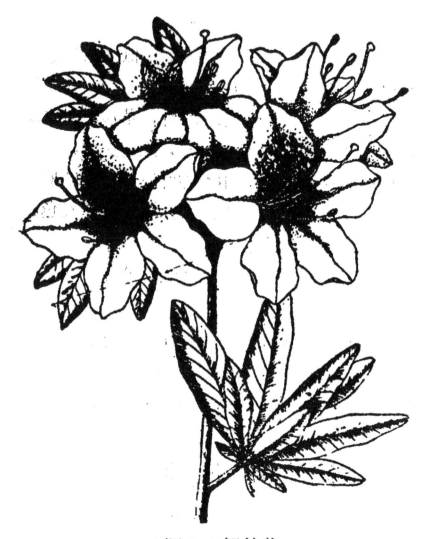

（图1）闹羊花

32

形态简述： 落叶灌木，高达1.6米。单叶互生，有细锯齿，长椭园状披针形至倒披针形，夏初抽新叶，同时在枝顶开金黄色带绿色斑点花，成短总状花序，雄蕊伸出花冠外。

多生于坡地，亦有栽植供观赏的。（图1）

采集加工： 随用随采。

性味功能： 辛，热，有毒。杀虫。

用法： 鲜叶一份，加水18份，浸泡一天，取药汁喷洒，能杀灭子了、臭虫、蛆、蚊、等虫害。

用量： 根据使用面酌定。

备注： 本品有大毒。人误食会引起腹泻、呕吐或痉挛等症，重者立即死亡。

番 茄 叶

来源： 为茄科番茄属植物番茄Lycopericum seculentum Mill。的叶。

采集加工： 随用随采。

性味功能： 苦、辛，温，有毒。

33

1949
新 中 国
地方中草药
文 献 研 究
(1949—1979年)
1979

用法：鲜叶一份，加水19份，浸泡一天，取药汁喷洒，能灭子了。

备注：本品的果实富含维生素C，常食能治坏血病。

五 朵 云

来源：为大戟科大戟属植物泽漆 Euphorbia-helioscopia L. 的全草。

形态简述：二年生草本，全株光滑无毛，含白色乳汁。茎单一或由基部分枝，匍匐、半直立或直立。茎下部叶互生，匙形或倒卵形，茎顶部五叶轮生，平展，叶片较互生叶为小，在五叶之上，分出五枝，夏日即在此枝上开黄绿色花，呈多歧聚伞花序，花小，单性，雌雄同株，同生于杯状总苞内。蒴果。

多生于向阳坡地、原野、路旁，各地均有分布。（图2）

采集加工：三至四月采集全草，晒干备用。

34

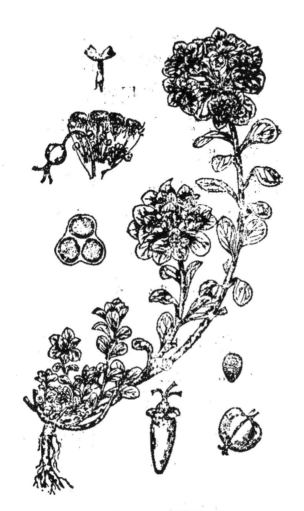

（图2）五朵云

性味功能：苦，微寒，有小毒。清热解毒，
利尿消肿，杀虫。

35

1949

新　中　国
地 方 中 草 药
文 献 研 究
(1949—1979年)

1979

主治：肝炎，肝硬化腹水，淋巴结核，水肿，痰饮喘咳；单用鲜草泡粪坑内可杀蛆虫。

用量：1.5～8钱，外用适量。

配伍：单用鲜草熬膏，每次二分，一天三次兑开水服，治肝炎、肝硬化腹水，淋巴结核。在治淋巴结核时，除内服外，并用此膏涂敷患处；配臭草、苏子、法夏、甘草治痰饮喘咳。

断　肠　草

来源：为罂粟科紫堇属植物小花黄堇 Corydalis racemosa Pers. 刻裂紫堇 C. incisa Pers. 及同属一些植物的全草。

形态简述：小花黄堇 —— 二年生草本。茎多分枝，紫色，枝端较淡或暗绿色，具棱。叶2～3回羽状分裂，互生，基生叶柄长。春夏之际枝顶开淡黄色有距小花，成总状花序。蒴果绿色，线形。（图3）

刻裂紫堇 —— 与上种主要区别是：花为紫红

36

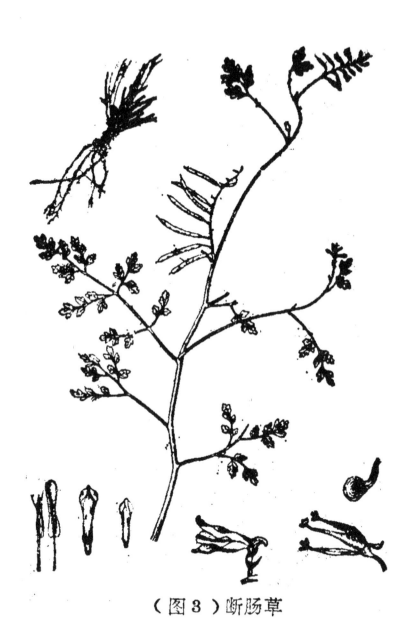

（图3）断肠草

37

1949

新 中 国
地方中草药
文 献 研 究
(1949—1979年)

1979

色。

多生于原野、路旁、为常见杂草，低山区一带有分布。

采集加工：随采随用。

性味功能：苦，寒，有毒。杀虫解毒。

主治：外擦或外洗顽癣，皮肤痒疮。泡于粪坑或污水坑内可杀蛆虫，孑孓。

用量：不作内服，外用适量。

配伍：用鲜草的头部磨酒醋，外擦顽癣；用鲜全草熬水外洗皮肤痒疹。

飞 燕 草

来源：为毛茛科飞燕草属植物飞燕草 Delphinium ajacis L. 的全草。

形态简述：一年生草本，高30～60厘米。叶掌状细裂。春夏之际，茎稍长出总状花序，由多数小花组成，小花兰色、紫色、白色不等，具距。骨突果含多数种子。

38

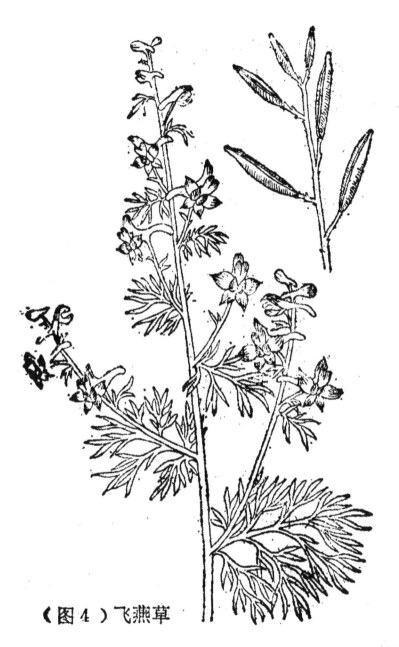

《图4》飞燕草

39

1949

新 中 国
地方中草药
文 献 研 究
(1949—1979年)

1979

多生于荒地、沟边、路旁草丛中，多分布于低山区一带。（图4）

采集加工：随采随用。

性味功能：辛，热，有毒。祛风除湿，杀虫，消疮。

主治：风湿骨痛、麻木；捣绒外敷寒湿阴疽，跌打扭伤；泡于粪坑或污水池中能杀蛆虫、孑孓。

用量：内服量0.5～1钱；外用适量。

配伍：本品的性味、功效与"草乌"近似，内服宜慎，孕妇及体虚之人均忌服。配威灵仙、伸筋草、木通、甘草、蜂糖治风湿骨痛、麻木，配葱白、铁线草捣绒外敷寒湿阴疽、跌打扭伤。

岩 椒 草

（牛虱子草《平武》）

来源：为芸香科松风草属植物松风草 Boen-ninghausenia altiflora（Hook.）Reichb.

40

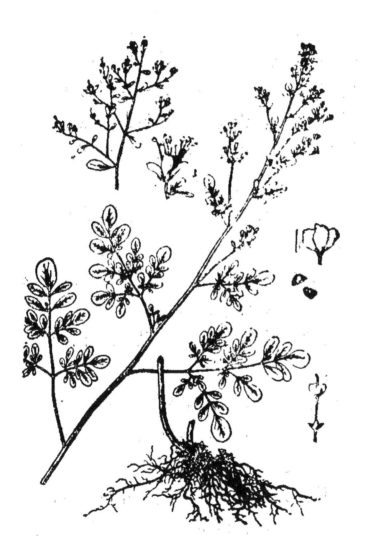

（图 5 ）岩椒草

41

1949

新 中 国
地 方 中 草 药
文 献 研 究
(1949—1979年)

1979

的全草。

形态简述：多年生草本，高30～80厘米，全株带强烈臭味，基部常木质化。茎直立，分枝多，幼枝髓部大。叶互生，2～3回羽状复叶，小叶多为倒卵形，光滑，具透明小腺点。夏末秋初枝梢生多数白色小花，成复总状花序。骨突果，腹裂，内含黑褐色种子数粒。

多生于林缘、坡地及沟谷地，多分布于山区。（图5）

采集加工：随用随采，洗净，切成短段入药，或捣烂浸泡，作喷洒剂。

性味功能：酸、苦，温。活血，止痛，解毒，杀虫。

主治：跌打扭伤，阿米巴痢疾，疟疾等。将全株捣烂浸泡，其浸液可杀灭虱、蚊、孑孓、跳蚤等虫害。

用量：内服2～4钱，外用适量。

配伍：配铁线草、酸酸草泡酒内服外擦，治跌打扭伤；配野棉花根、莱菔子治阿米巴痢疾；配柴

42

胡、青蒿、艾叶治疟疾，亦可用鲜品于疟疾发作前二小时，捣绒敷大椎穴上。

二、解表药类

凡能减轻或治愈表证的药物叫做"解表药"。

解表药大都具有"辛"的共性，因辛能发散，故可使表邪随汗而解，又因其有属温、属凉的不同，所以解表药又分为"辛温解表"和"辛凉解表"两大类。

辛温解表药适用于具有发烧不高，恶寒较重，口不渴，苔白润，舌淡红，脉浮缓或浮紧等症状的"风寒表证"；辛凉解表药适用于具有发烧较高，微恶寒或不恶寒，口渴，苔白少津或黄白相兼，舌鲜红，脉浮数等"风热表证"。

在使用解表药时，凡属阳虚恶寒、阴虚发热、气血不足、阴液亏损者，均应慎用。

43

1949

新 中 国
地 方 中 草 药
文 献 研 究
(1949—1979年)

1979

（一）辛温解表药

紫　苏

来源：为唇形科紫苏属植物紫苏　Perilla-nankinensis（Lour.）Decne.的全草。

形态简述：一年生草本，高一米左右，全株有香气。茎方形，绿色或红色。单叶对生，卵形或卵园形，两面紫色，或叶背为紫色、叶面为绿色。秋日腋生或顶生总状花序，由多数紫红色唇形小花组成。小坚果四枚，倒卵园形，表面有红色网状突起的脉纹。

通常栽培，亦有野生的，各地均有分布。

采集加工：带叶的梗七至九月采集，阴干，切成短段备用；种子（即苏子）于秋后果实成熟时采集，扬去杂质，淘净，晒干备用。

性味功能：带叶梗辛，温；发表散寒，行

44

气宽中。苏子辛，温，止咳平喘，降气，宽
肠。

主治：带叶梗治感冒咳嗽，头痛无汗或少
汗，解鱼蟹中毒；苏梗治胎动不安，胸满气胀等
症；苏子治喘咳气紧，大便秘结。

用量：带叶梗2～3钱；苏子2～4钱。

配伍：紫苏叶配生姜、葱白、前胡、陈皮治
风寒感冒，头痛咳嗽等症。苏子配莱菔子、三颗
针、法夏、瓜蒌壳治咳嗽气喘，痰鸣胸滞等
症。

备注：同属植物白苏 P.frutescens Britt.
亦作紫苏用，但药效较差。

六月寒（气草〈青川〉）

来源：为马鞭草科莸草属植物三花莸草（拟）
Ceryopteris terniflora Makino的全草。

形态简述：多年生草本，高40～60厘米。

45

1949
新　中　国
地 方 中 草 药
文　献　研　究
(1949—1979年)
1979

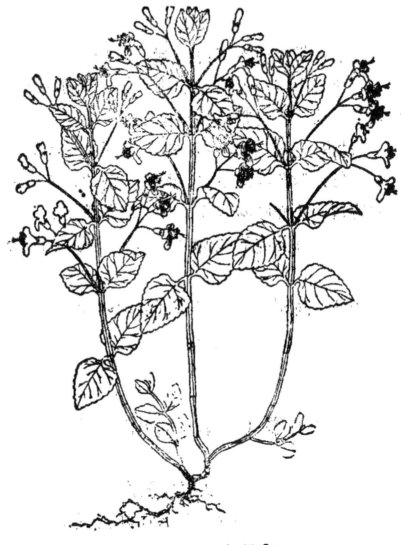

（图6）六月寒

46

全株被白色短毛，基部多分枝，茎四方形，带红色，有细茸毛。单叶对生，叶柄短，叶片卵形或椭圆形，边缘具粗锯齿，网状叶脉在叶背隆起。夏日叶腋抽生红色或粉红色小花，通常三枚，成伞形花序。

多生于向阳的坡地、路边、庭园周围，各地均有分布。（图6）

采集加工：春末夏初采集，洗净，阴干备用。

性味功能：辛，温。发表散寒，止咳，解毒。

主治：风寒外感、咳嗽，慢性支气管炎，痛经，产后子宫收缩痛，捣绒外敷，治刀伤，痈疽未溃，毒蛇咬伤。

用量：2～4钱。

配伍：配生姜、葱白、陈皮、法夏治风寒感冒咳嗽；配臭草、大枣治慢性支气管炎；配挖耳草捣绒外敷刀伤；配蒲公英捣绒外敷痈疽；配剪刀草捣绒外敷毒蛇咬伤。

47

1949

新　中　国
地 方 中 草 药
文 献 研 究
(1949—1979年)

1979

牛　毛　毡

来源：为莎草科荸荠属植物牛毛毡 Eleocharis acicularis R.Br. 的全草。

形态简述：一年生草本。具细柔匍匐茎，茎节处生须根，茎簇生，线形，直立，中空，不分枝，具横隔，叶鞘截形，不明显。秋日茎顶着生单一之穗状花序，由多数小花组成。

生于水边、湿地及枯水田中，各地均有分布。（图7）

采集加工：八至九月采集，洗净，晒干入药，也可随用随采。

性味功能：辛，温。发表散寒，祛痰平喘。

主治：感冒咳嗽，痰多气喘，咳嗽失音等症。

用量：3～4钱。

配伍：配苏叶、生姜、前胡、陈皮治感冒咳嗽；配五匹风、苏子、辰砂草、陈皮治咳嗽痰多气喘；配大力子、蝉蜕、石菖蒲、甘草治咳嗽失音。

48

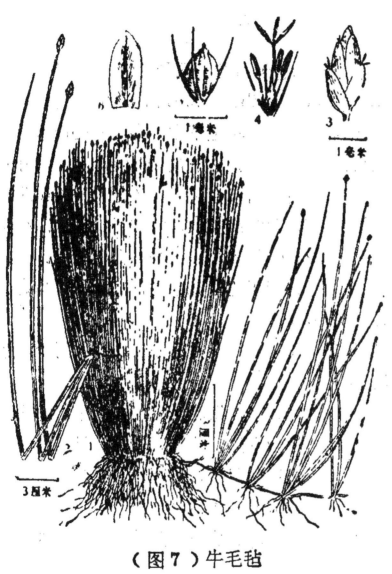

（图7）牛毛毡

49

1949

新　中　国
地 方 中 草 药
文　献　研　究
(1949—1979年)

1979

水　荆　芥

来源：为唇形科荠苎属植物石荠苎 Mosla
punctata（Thunb.） Maxim. 的全草。

形态简述：一年生草本，高20～60厘米，全
株有香气。茎方形，被有向下的柔毛，单叶对
生，卵形，背面密布金黄色腺点。秋日枝顶生多
数唇形小花，花淡红色至红色，成总状花序。小坚
果四枚，黄褐色，近园形，具网状凸起皱纹。

多生于路旁田边草丛中，低山区一带均有分
布。（图8）

采集加工：七至八月采集，洗净，阴干，切
段备用。

性味功能：辛，微温。发汗，利尿，解署。

主治：感冒发热，头痛，署泻，淋病小便不
利；煎水外洗皮肤湿疹，热痱。

用量：内服2～4钱；外用适量。

配伍：配苏叶、葱白、薄荷治感冒发热、头

50

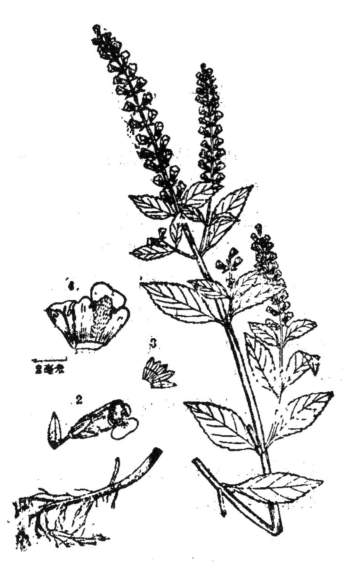

（图 8 ）水荆芥

51

1949
新 中 国
地方中草药
文 献 研 究
(1949—1979年)
1979

痛，配马齿苋、泥秋串治暑泻，配龙胆草、车前草治热淋。

翻天印（花脸细辛）

来源：为马兜铃科细辛属植物杜衡 Asarum blumei Duch. 的全草。

形态简述：多年生草本。根茎生多数须根，淡黄色，有特异辣味。从根茎抽出1～2片叶片，具长柄，单叶，心形，基部凹入很深，叶面绿色有光泽，光滑，有白色斑点，背面为紫色。冬春之际抽花梗，开淡黄色小花。浆果小，熟时黑褐色。（图9）

多生于润湿的林下及草丛中，分布于山区。

采集加工：夏秋季采集，洗净，晒干备用。

性味功能：辛、微苦，温，有毒。祛风止痛，止咳平喘。

主治：风寒头痛，肺寒喘咳，风湿痛，跌打

52

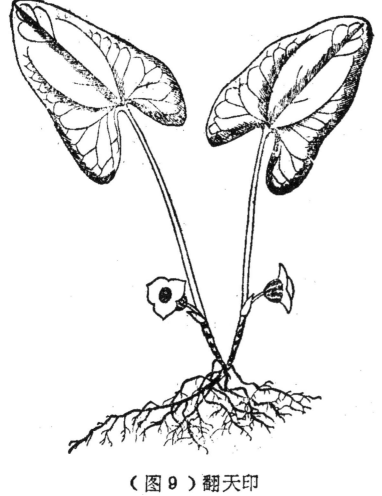

（图9）翻天印

53

1949

新 中 国
地方中草药
文 献 研 究
(1949—1979年)

1979

损伤。

用量：0.5～1钱。

配伍：配紫苏、生姜治外感风寒头痛、咳嗽等症；配五加皮、小茴香治风湿筋骨痛；配水当归、丝瓜络泡酒内服外搽，治跌打损伤。

土 细 辛

来源：为毛莨科 贝茜 花属植物贝茜花 Beesia althaefolia（Maxim.）Ulbr.、同科驴蹄草属植物驴蹄草 Caltha palustris L.、马兜铃科细辛属植物细辛 Asarum sieboldi Mig. 的全草。

形态简述：贝茜花——多年生草本，高40～60厘米。单叶基生，心形至肾形，边缘具园形或卵形，边缘具带尖头的粗锯齿，表面深绿色，背面绿色或灰白色，光滑，具长叶柄，紫红色。夏日从根茎抽长花梗，生多数白色小花，成总状花序。骨突果单生，绿色。

生于山区林中。（图10）

54

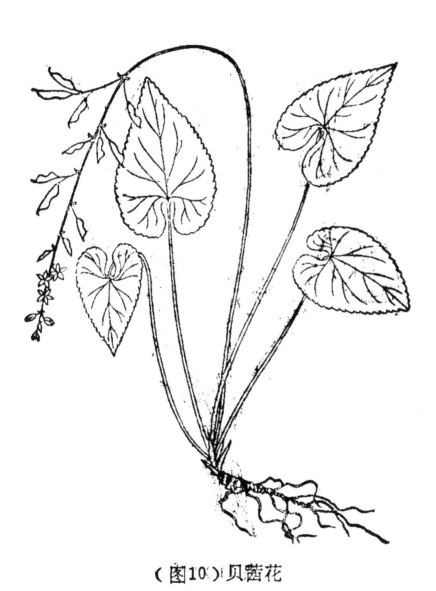

（图10）贝菇花

1949
新　中　国
地方中草药
文　献　研　究
(1949—1979年)
1979

驴蹄草——多年生草本，高约30厘米。根

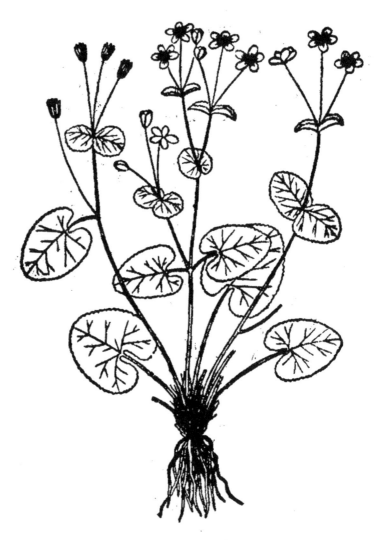

（图11）驴蹄草

36

茎粗壮，茎直立，中空，有分枝。叶二型：根生叶有长柄，肾形至心形；茎生叶柄短，肾形至心形。夏日抽花茎数个，茎顶生黄色花三朵，成聚伞花序。

生于山区坡地灌木丛中。（图11）

细辛——多年生草本。地下根茎生多数须根，有特异辛辣味。叶心形，春日自根茎抽出新叶，叶间抽一花梗，生一暗紫色花。浆果小，熟时黑褐色。

生于山区林中。（图12）

采集加工：秋季采收，洗净，晒干备用。

性味功能：辛，温。发表，祛痰，祛风，止痛。

主治：风寒感冒头痛、身痛，肺寒咳嗽，风湿骨痛，痰多气喘。

用量：1～2钱。

配伍：配苏叶、生姜、葱白治风寒感冒；配威灵仙、蚕沙、八角枫治风湿骨痛；配法夏、陈皮、前胡、制南星治寒痰壅肺，咳嗽气喘。

备注：细辛属植物单叶细辛 A.himalaci-

57

1949

新 中 国
地方中草药
文 献 研 究
(1949—1979年)

1979

um Fr.、双叶细辛 . caulesens Maxim.
亦作土细辛用。

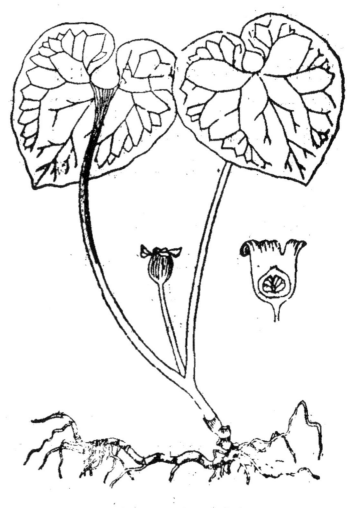

（图12）细 辛

58

閻 王 刺

（黄牛刺《青川》、倒钩刺《旺苍、蓬溪》）

来源：为豆科云实属植物 云 实 Caesalpi-
uia sepiaria Roxb. 的根及种子。

形态简述：蔓生落叶大型灌木，高达2米以
上。枝细长，绿色，具钩刺。二回羽状复叶，小叶
矩园形，膜质，全缘，叶轴近方形，有钩刺，叶
面绿色，叶背有白霜，托叶早落。夏初枝顶生出
多数黄色小花，成总状花序。荚果矩园形，有种
子6～9粒。

多生于向阳干燥的荒坡、路旁、坟园及灌木
林边，各地均有分布。（图13）

采集加工：根随用随采，果十月采收。

性味功能：根苦、辛，温，发表散寒，疏风
活络；种子苦、寒，有小毒，燥湿，清热，解
毒，杀虫。

59

1949
新 中 国
地 方 中 草 药
文 献 研 究
(1949—1979年)
1979

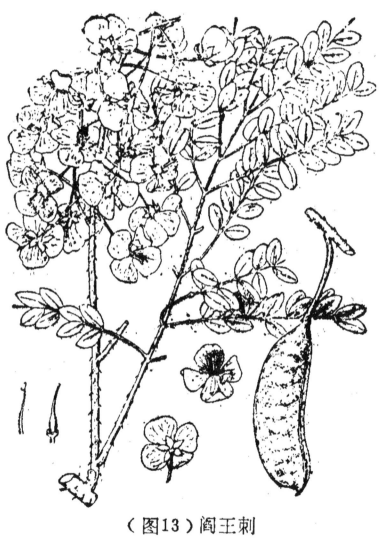

（图13）阎王刺

60

主治：根治风寒感冒，风湿筋骨痛，跌打损伤，种子治痢疾，肠炎，亦能驱钩、蛔虫。

用量：根 0.4～1 两；种子 2～3 钱，用量过大有泻下作用。

配伍：配苏叶、前胡、生姜治风寒感冒；配水蜈蚣、土羌活治风湿筋骨痛；配铁马鞭、小茴香泡酒内服外搽，治跌打损伤。种子配龙胆草、清明菜、萝卜子治肠炎、痢疾；配贯众、苦楝皮可驱杀钩、蛔虫。

大风轮草（紅蛇上树《青川》）

来源：为唇形科风轮菜属植物风轮菜 Cala-min′ha chinensis Benth。的全草。

形态简述：多年生直立或半直立草本，高20～70厘米。茎四方形，绿色，具四棱，棱上密生白色柔毛。单叶对生，长椭园形，叶缘有锯齿，叶面、叶缘及叶背脉上密生白色柔毛。夏

61

1949

新　中　国
地方中草药
文　献　研　究
(1949—1979年)

1979

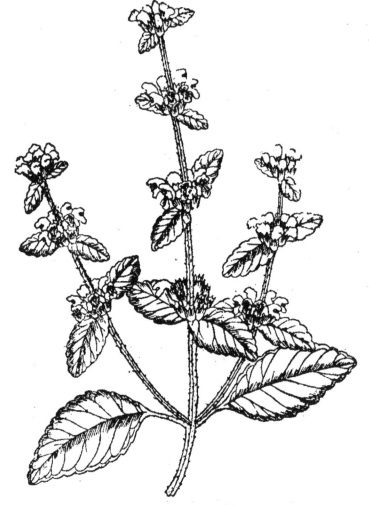

（图14）大风轮草

日在叶腋及枝梢簇生多数淡红色唇形花，轮状
排列，上下成层。小坚果四枚，褐色。

62

多生于沟边、路边、荒地，分布在低山区一带。（图14）

采集加工：秋季采集，洗净，晒干备用。

性味功能：辛，温。发表，散寒，活血，解毒。

主治：风寒感冒，跌打扭伤，痛经；捣绒外敷疮痈肿毒。

用量：内服2～4钱；外用适量。

配伍：配苏叶、葱白、生姜治风寒感冒；配酸酸草、檬子树根泡酒服治跌打扭伤；配当归、益母草、香附治痛经，配蒲公英、侧耳根捣绒外敷疮痈肿毒。

备注：同属植物瘦风轮菜C.gracile Benth.俗称小风轮草，与本品功用相同，亦供入药。

草　防　风

来源：为菊科鸦葱属植物草防风Scorzonera radiata Fisch.的根。

形态简述：多年生草本，根褐色，粗大，有

1949

新 中 国
地方中草药
文 献 研 究
(1949—1979年)

1979

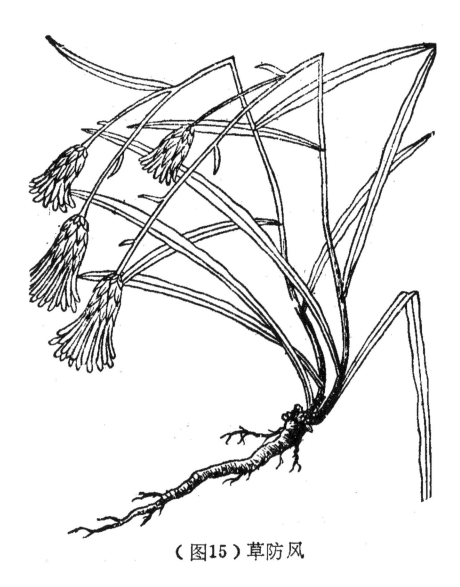

（图15）草防风

64

黄色浆汁，单叶互生，全缘，线形，长10～20厘米左右，基部抱茎。夏初枝顶及叶腋抽出花梗，顶端单生兰状花序，均为黄色管状花。瘦果，长椭园形，具冠毛。

多生于向阳山坡草丛中，分布于山区。(图15)

采集加工：秋季茎叶枯萎时采集，洗净，晒干备用。

性味功能：甘、苦，温。发表散寒，祛风除湿。

主治：风湿或感冒引起的发烧、筋骨疼痛。

用量：2～4钱。

配伍：配灵仙、伸筋草、蚕沙治风湿筋骨疼痛；配薄荷、苏叶、葛根治感冒发烧、头痛、身痛。

土羌活（路边姜）

来源：为姜科姜花属植物姜花 Hedychium coronarium Koen. 的根茎。

形态简述：多年生草本，高可达1米。根茎平卧，块状，有姜气，味辣，外表黄色，切

65

1949
新 中 国
地 方 中 草 药
文 献 研 究
(1949—1979年)
1979

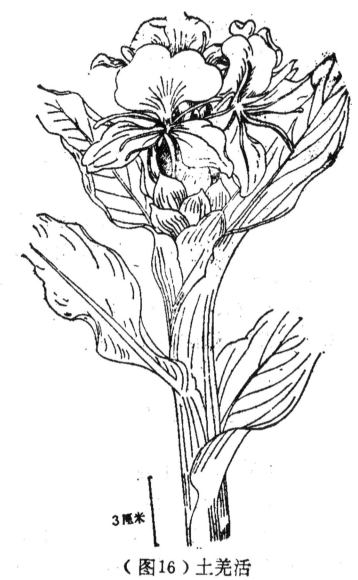

3厘米

（图16）土羌活

66

面肉色。叶二列，互生，大型，矩园状披针形至披针形，鲜绿色。夏秋在枝顶开 2 ～ 3 朵白色花。蒴果球形。

多为栽培，稀呈半野生状态，分布于丘陵、平坝区。（图16）

采集加工：冬季采集，洗净，切片入药。

性味功能：辛，温。发表散寒，祛风除湿。

主治：感冒头痛身痛，风湿筋骨疼痛，跌打损伤等症。

用量：3 ～ 5 钱。

配伍：配土细辛、陈皮治感冒、头痛身疼；配水蜈蚣、阎王刺根煎服或泡酒服，治风湿筋骨疼痛；配泽兰、大二郎箭、芫荽子泡酒内服外搽，治跌打损伤。

（二）辛凉解表药

薄　荷

来源：为唇形科薄荷属植物薄荷 Mentha -

67

1949

新 中 国
地 方 中 草 药
文 献 研 究
(1949—1979年)

1979

arvensis L. 的全草。

形态简述：多年生草本，全株具浓厚香气。茎直立，四方形，绿色稍带紫色，被短毛。单叶对生，叶片卵形或椭园形，边缘有锯齿，两面均有黄色腺点。夏日开淡红色或淡紫色唇形小花，成轮状聚伞花序。

多为栽培，亦有野生的，各地均有分布。

采集加工：夏季采集，洗净，阴干，切段备用。

性味功能：辛，凉。疏风清热，透疹。

主治：风热头痛，咽喉肿痛，麻疹不透。

用量：1～8钱。

配伍：配野荆芥、桑叶、菊花治风热感冒；配马勃、大力子、三匹风治咽喉肿痛；配大力子、蝉蜕、芫荽杆治麻疹不透。

五 匹 风

来源：为蔷薇科萎陵菜属植物蛇含Potenti-

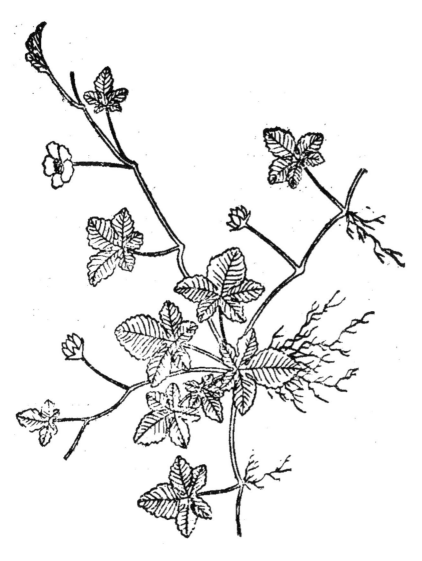

（图17）五匹风

69

1949
新中国
地方中草药
文献研究
(1949—1979年)
1979

lla kleiniana Wight. et Arn. 的全草。

形态简述：多年生草本，全株被毛。茎多数，自根处丛生，平卧地面。叶二型：基生叶有长柄，掌状复叶，具五小叶；茎上部叶具短柄，为3～5个小叶的复叶。夏日开黄花，副萼较萼短。

多生于较润湿的田边、路旁、坡地，常成片生长，各地均有分布。（图17）

采集加工：清明节前后采集，洗净，晒干备用，也可随用随采。

性味功能：甘、辛，平。祛风清热，止咳平喘。

主治：感冒风热头痛，咳嗽气喘，小儿惊风。

用量：2～4钱。

配伍：配薄荷、菊花、大力子治风热头痛，配苏子、桑白皮、前胡、臭草治咳嗽气喘；配钩藤、地龙、龙胆草治小儿高烧惊风。

小过路黄

来源：为报春花科珍珠菜属植物聚花过路黄

70

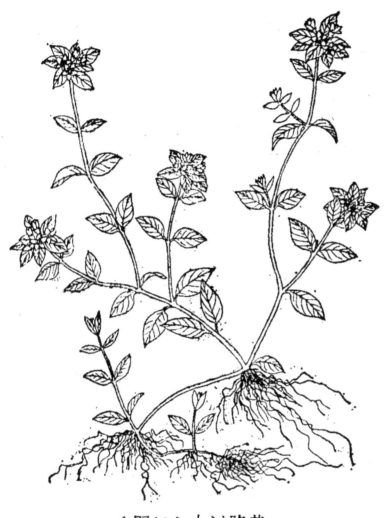

（图18）小过路黄

Lysimachia congestifiora Hemsl. 的全草。

形态简述：多年生匍匐草本。茎多分枝，紫

71

1949
新 中 国
地 方 中 草 药
文 献 研 究
(1949—1979年)
1979

红色或绿色，具柔毛。单叶对生，叶片卵形或阔卵形，叶面绿色至暗紫绿色，叶背紫红色或绿色，有少数柔毛。夏初枝端及近枝端叶腋生黄色小花，密集成假聚伞花序。蒴果球形，萼宿存。

多生于向阳润湿的路边及坡地草丛中，各地均有分布。（图18）

采集加工：四至五月当花初开时采集，洗净，晒干备用。

性味功能：辛、苦，平。祛风解表。

主治：感冒头痛，咳嗽。

用量：3～5钱。

配伍：配薄荷、前胡、菊花治感冒头痛，咳嗽。

备注：近来有人用本品治疗肝炎，胆囊炎等症。

大力（牛蒡）

来源：为菊科牛蒡属植物牛蒡 Arctium-

72

lappa L. 的种子及根。

形态简述：二年生草本。根肉质，茎上部多分枝。根生叶丛生，茎生叶互生，叶柄长，叶广卵形或心脏形，背面密生短绒毛。夏日茎顶抽多数兰状花序，呈伞房状排列，花冠紫色。瘦果灰黑色，具棱线，冠毛短。

多生于坡地、路边，也有栽培的，各地均有分布。（图19）

采集加工：种子（名牛蒡子、大力子）秋季成熟时采集；根随用随采。种子扬去杂质，晒干备用；根洗净，晒干备用。

性味功能：种子辛，平，疏散风热，解毒透疹；根苦、涩，平，清热息风，收敛止血。

主治：种子治风热表症，咽喉肿痛，麻疹不透，疮痈热毒；根治头晕目雾，痒疹，脱肛，痔疮下血，白带，淋浊，久泻等症。

用量：种子2～4钱，根 0.5～1 两。

配伍：种子配薄荷、桑叶、前胡治风热表症；配马勃、挖耳草、四瓣草治咽喉肿痛；配野

73

1949

新　中　国
地方中草药
文　献　研　究
(1949—1979年)

1979

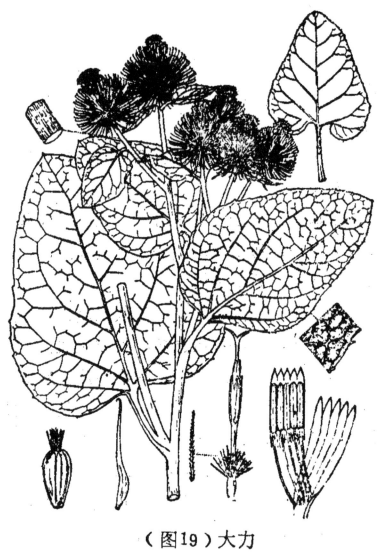

（图19）大力

74·

菊花、蒲公英治疮痈毒热。根配女贞子、楮实、菊花治头晕目雾；配泥鳅串、芙蓉花、猪鼻孔炖肉服治痒疹；配麦芽、泡参、龙胆草治脱肛；配车前草、旱莲草、仙鹤草治痔疮下血、白带、淋浊等症；配隔山撬、莲米治久泻。

水 蜈 蚣

（单铜锤《青川》 九节龙《射洪》）

来源： 为莎草科水蜈蚣属植物 水 蜈 蚣 Kyllinga brevifolia Rottb. 的全草。

形态简述： 多年生草本。地下茎横走，白色，具节，各节能发芽长成新植株，节下生较多须根，地上茎细弱，三棱形，绿色，散生。叶互生，线形，三列排列。夏日茎顶生多数花，成短穗状花序集成头状，下有狭长叶状总苞三片。

多生于水边，常成片生长，各地均有分布。

（图20）

1949

新 中 国
地 方 中 草 药
文 献 研 究
(1949—1979年)

1979

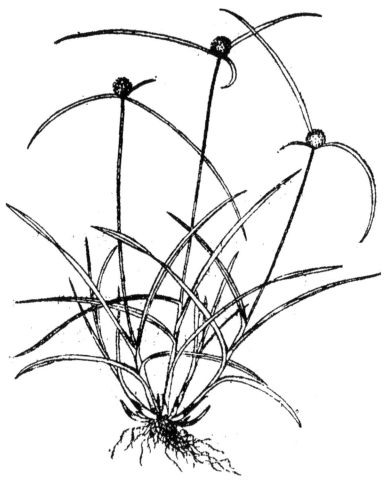

（图20）水蜈蚣

7.6

采集加工：九至十月采集，洗净，晒干备用，也可随用随采。

性味功能：辛，平。疏风解表，清热解毒。

主治：感冒无汗、头痛、身痛，疟疾，支气管炎，咽喉肿痛，风湿筋骨疼痛，跌打扭伤，鲜草捣绒外敷毒蛇咬伤。

用量：内服量3～5钱，外用适量。

配伍：配香茹、苏叶治外感无汗、头痛身痛；配柴胡、挖耳草治疟疾；配前胡、苏子治支气管炎；配大力、三匹风治咽喉肿痛，单用本品泡酒内服外擦，治风湿骨痛，跌打扭伤。

光明草（狗尾草）

来源：为禾本科狗尾草属植物狗尾草 Setaria vividis（L.）Beauv.的全草。

形态简述：一年生草本。杆园，中空。叶片扁平，披针形至宽线形，叶鞘较松弛，常具柔毛。夏秋日开多数小花，成紧密园锥花序，成园柱形，

77

1949

新　中　国
地方中草药
文　献　研　究
(1949—1979年)

1979

状如狗尾（故称狗尾巴草）。

多生于润湿肥沃的 原野、路旁，为 常见杂草，各地均有分布。

采集加工：八至九月 采集，洗净，晒干备用。

性味功能：淡，平。祛风清热，解毒。

主治：风热表症，目赤疼痛，疮痈毒热等症。

用量：3～5钱。

配伍：配薄荷、菊花、桑叶治 风 热 表 症，如再加夏枯草、充蔚子于其中，则能外解风热，内清肝火，用治风火赤眼有效；如配野菊花、皂角刺、蒲公英、葛根治疮痈初起。

木贼（笔筒草、锁眉草）

来源：为木贼科木贼属植物木贼 Equisetum hiemale L. 的全草。

形态简述：多年生草本，高2～3米。地下根茎横卧蔓延，地上茎绿色，直立，中空，筒

78

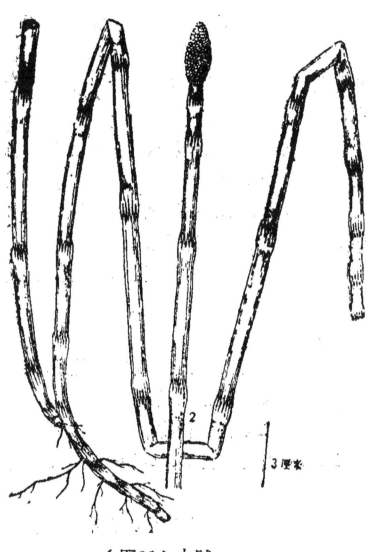

（图21）木贼

1949
新　中　国
地方中草药
文　献　研　究
(1949—1979年)
1979

状，有节，直径5～6毫米，表面具纵棱，粗糙，坚硬，地上茎二型：一为裸茎，早春发出；一为实茎，秋日始生，其顶端形成笔形孢子囊穗。叶退化为鳞片状，膜质，甚小，轮生，基部合生成鞘，包绕节间基部。

多生于较润湿的原野、坡地、水边，各地均有分布。（图21）

采集加工：四至五月采集，干燥后剪去黑色根部，切段，筛去灰屑入药。

性味功能：甘、苦，平。疏风热，退翳膜。

主治：目赤肿痛，角膜云翳。

用量：3～4钱。

配伍：配菊花、夏枯草治风热赤眼；配菊花、刺蒺藜、蒙花治角膜云翳。

备注：1、同属植物节节草 E. elongatum Willd.、纤弱木贼 E. debile Roxb. 亦作木贼使用。

2、我区部分地方有把本品叫"土麻黄"的，谓其具有解表的功能，作中药"麻黄"的代用品。

80

游草（游絲草）

来源：为禾本科李氏禾属植物李 氏 禾 Leersia hexandra Swartz.的全草。

形态简述：多年生草本。杆下部伏卧于地面或倾斜，并于节处生根，上部直立或半直立，节处密被倒生白色微毛。单叶，疏生，披针形，全缘，内卷。秋日开花，圆锥花序。

多生于肥沃的水边，低 山 区 以 下 均 有 分布。（图22）

采集加工：四至五月采集，洗净，晒 干 备 用，也可随用随采。

性味功能：平，淡。疏风解表，清利湿热。

主治：感冒和风湿引起的筋骨疼痛，疟疾，小便灼痛。

用量：5～8钱。

配伍：配桑枝、野荆芥、僵蚕、木通治风湿或感冒所致之头痛、身痛；配柴胡、葱白能治疟疾；配车前草、满天星治下焦湿热、小便灼痛。

81

1949

新 中 国
地方中草药
文 献 研 究
(1949—1979年)

1979

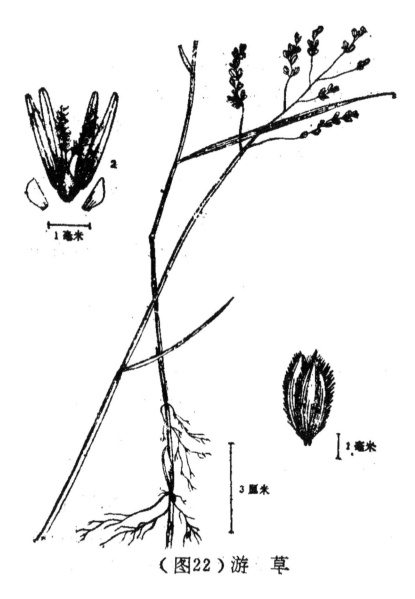

（图22）游 草

82

升　麻

来源： 为毛茛科升麻属 植 物 升 麻 Cimici-fuga sim lex Wormsk. 的根茎。

形态简述： 多年生草本。根茎粗，弯曲，近黑色，茎直立，绿色，上部 有 短 柔 毛。2～3回三出羽状复叶，互生，下部的叶有长柄，往上渐短，叶面绿色，叶脉凹陷，光滑，无毛，叶背淡绿，疏生粗毛，沿脉较多。秋日开多数小白花，成顶生复总状花序或成园锥花丛。骨突果2～4个，先端有钩。

多生于润湿肥沃的林中或谷地草丛中，分布于山区。（图23）

采集加工： 九至十月当地上 苗 茎 枯 萎时采挖，去掉茎、叶，洗净泥沙，剪去须根，晒干备用。

性味功能： 甘、辛，平。发表，透疹，解毒，升阳举陷。

主治： 麻疹初起，牙痛，腮腺炎，脱肛，子

83

1949

新　中　国
地方中草药
文　献　研　究
(1949—1979年)

1979

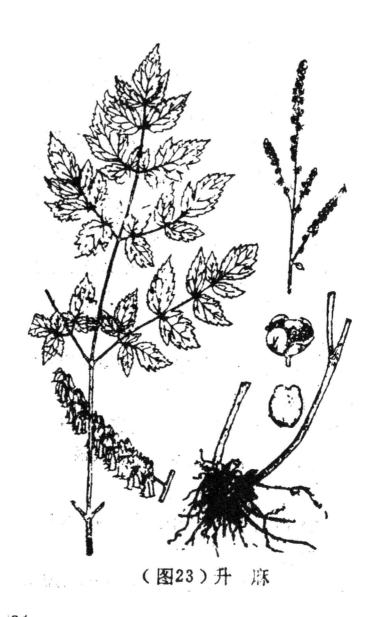

（图23）升　麻

84

宫脱垂。

用量： 2～4钱。

配伍： 配葛根、银花、前胡治麻疹初起；配鸡眼草、红浮萍治牙痛；配银花、蒲公英、薄荷治腮腺炎；配泡参、莲米、仙茅炖鸡或炖肉服治子宫脱垂。

柴　胡

来源： 为伞形科柴胡属植物狭叶柴胡 Bupleurum falcatum L. var. scorzoneraefolium（Willd.）Ledeb. 及其同属植物的全草。

形态简述： 多年生草本，高达一米。茎单一，上部分枝开展，基部有老叶残迹。单叶互生，根生叶及茎下部的叶有柄，上部的无柄，线状披针形或线状长椭园形，上部的叶有时略呈镰刀形，具5～9条明显的平行纵脉。秋日开多数黄色小花，成复伞形花序。

多生于向阳坡地、路旁，低山区一带有分

1949

新 中 国
地方中草药
文 献 研 究
(1949—1979年)

1979

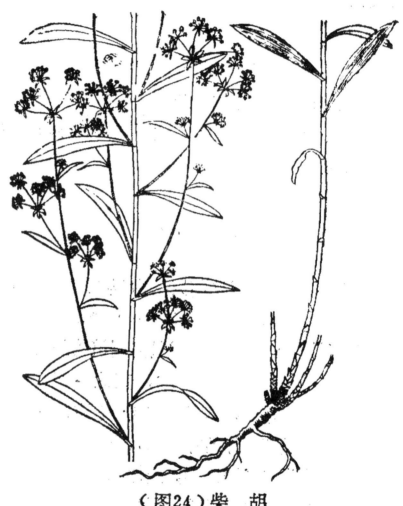

（图24）柴　胡

布。（图24）

　　采集加工：秋季采收，洗净，晒干备用。

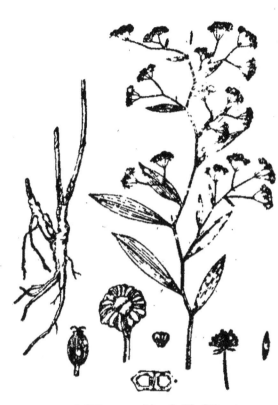

（图25）竹叶柴胡

性味功能：苦，平。和解退热，疏肝解郁，祛痰止咳。

主治：疟疾，肝胃气痛，肺燥干咳等症。

用量：2～4钱。

配伍：配艾叶、麦芽、葱白治疟疾及受寒夹食而成的"似疟非疟症"；配台乌、三颗针、谷芽、百合治肝胃气痛。据初步观察单用本品即有明显祛痰止咳作用，并略有解热镇痛作用。

备注：同属植物竹叶柴胡 B. chinense DC. 在我区也有出产，亦作柴胡用。其主要特征

1949

新　中　国
地　方　中　草　药
文　献　研　究
(1949—1979年)

1979

为：高45～70厘米；茎直立，丛生．稀单生，上部多分枝，略作"之"字形弯曲，单叶互生，广线状披针形，似竹叶样，先端渐尖，最终呈短芒状，全缘，叶面绿色，叶背淡绿色，平行脉7～9条。秋日开多数黄色小花，成复伞形花序。双悬果，分果有五条明显主棱。

多生在较干燥的荒坡、路旁。（图25）

另有同属植物长茎柴胡 B. longicaule Wa'l，在我区亦作柴胡用．其主要特征为：高约一米，基部叶线形或披针形，上部叶基部较宽，叶身较短，小苞片叶质，有棕色纵纹5～8条。

葛（粉葛）

来源：为豆科葛藤属植物粉葛 Pueraria pseudo-hirsuta Tang et Wang 的干燥块根和花。

形态简述：多年生大型藤本，全体被硬毛，

88

块根肥厚，富含淀粉。叶互生，三出复叶，边缘具不规则浅裂，两侧小叶斜阔卵形，大小近似，顶端小叶菱状广卵形，叶面绿色，贴生黄色长硬毛，叶背淡绿色，被长硬毛，托叶卵形至披针形。秋日开多数兰紫色或紫色蝶形花，呈密集总状花序，腋生。

多生于向阳坡地、沟谷、原野，各地均有分布。（图26）

采集加工： 根冬季采集，洗净，刮去栓皮，切片，晒干备用；花七至八月待开放时采摘，阴干备用。

性味功能： 根辛、甘、平；升阳发表，解肌透疹；花甘、平；清热凉血，解酒。

主治： 根治表症头痛、项强，麻疹初起，腹泻等症；花治肠风下血，酒醉。

用量： 根2～4钱，花5～8钱。

配伍： 根配土羌活、毛木通、翻天印治头痛、项强；配西河柳、菊花、大力子治麻疹初起；配三颗针、马齿苋治肠炎腹泻；配泡参、淮

89

1949

新　中　国
地 方 中 草 药
文　献　研　究
(1949—1979年)

1979

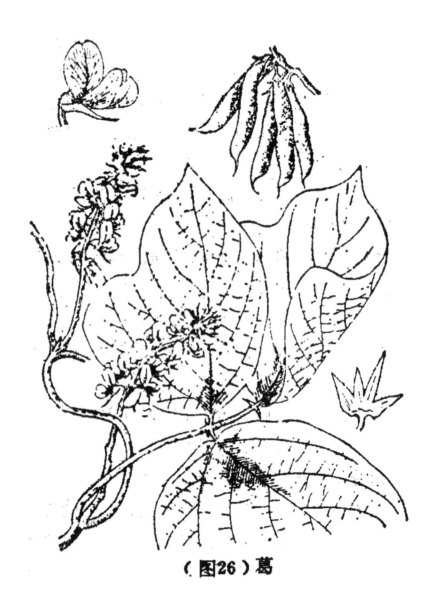

（图26）葛

90

山、谷芽治脾虚腹泻。花配地榆、仙鹤草治肠风下血，单用花煎汤待凉服治酒醉。

备注：1、同属植物食用葛 P. edulis Pamp. 亦作葛用，主要特征为托叶箭头形，小叶不浅裂，花梗及茎近于无毛。2、同属植物苦葛 P. yunnanensis Franch. 主要特征为全体少毛或无毛，叶较小，根瘦不起粉，味苦。因有毒，只作农药用，注意勿相混。

红浮萍

来源：为浮萍科紫萍属植物紫萍 Spirodea polyrhiza（L.）Schleid. 的全草。

形态简述：水生漂浮小草本，茎为叶状体，倒卵状园形，上面深绿，下面紫色，生有多数细小须根。

生于池沼、水田、小水沟，各地均有分布。

采集加工：晒干，拣去杂质备用，亦可随用随采。

1949

新 中 国
地 方 中 草 药
文 献 研 究
(1949—1979年)

1979

性味功能：辛，寒。发表透疹，利尿。

主治：风温初起，麻疹，湿疹，荨麻疹，口舌上生疮，急性肾炎，小便不利等症。

用量：3～4钱。

配伍：配薄荷、桑叶、大力、菊花治风温初起；配菊花、紫草、蝉蜕治麻疹灼热；配玉米须、猪鼻孔治急性肾炎，小便不利；配蝉蜕、地肤子、芙蓉花治湿疹，荨麻疹；配三颗针、车前草治口舌生疮。

备注：我区尚有一种称红浮萍的植物，在水面培植作饲料或绿肥用，其原植物为满江红科满江红属植物满江红 Azolla imbricaca (Roxb.) Nakai，系蕨类植物，须根丛生，叶互生，复瓦状排列成二行，可以区别，不作药用，两者切不可混。

西河柳（三春柳）

来源：为柽柳科柽柳属植物中华柽柳 Tamarix chinensis Lour. 的幼嫩枝条。

92

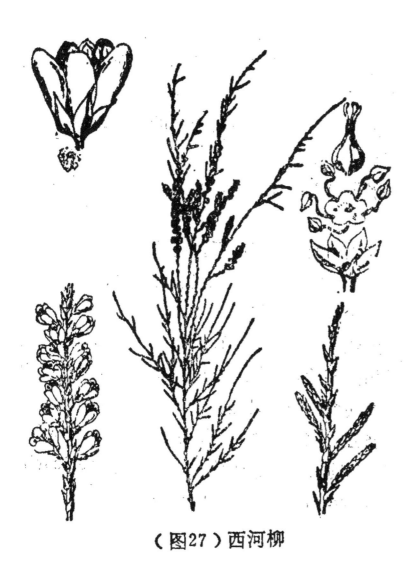

（图27）西河柳

93

1949

新 中 国
地 方 中 草 药
文 献 研 究
(1949—1979年)

1979

形态简述：落叶乔木，小高 3 ～ 6 米，具纤弱下垂的枝，紫红色。叶绿兰色，披针形，鳞片状，在小枝上覆瓦状排列。顶生或腋生总状花序，再成疏生下垂之园锥花丛，由多数淡红色至红色小花组成。花期通常一年三次。

多生于山野，亦有栽植的，各地均有分布。（图27）

采集加工：春、夏、秋季均可采集，洗净，阴干备用。

性味功能：辛、甘，平。发表透疹，祛风除湿。

主治：麻疹不透，风湿筋骨疼痛。

用量：2 ～ 4 钱。

配伍：配桑叶、薄荷、前胡、芫荽煎服，同时并用煎剂趁热熏洗，治麻疹不透；配水蜈蚣、八角枫治风湿骨痛。

备注：同属植物五蕊柽柳 T. peutandra Pall. 和同科水柏枝属植物水柏枝 Mgricaria dahurica Ehrent. 均作柽柳用。

94

灰 灰 菜

来源：为藜科藜属 植物小藜 Chenopodium serotinum L. 的全草。

形态简述：一年生草本，株高 30～40 厘米。茎直立，具棱及条纹，光滑，多分枝。单叶互生，有柄，叶片通常为狭卵形或卵形，边缘有波状齿，质柔软，色淡绿，密被粉状细粒，夏初稍上分枝簇生黄绿色小花。

多生于较干燥瘦瘠的原野、坡地、园圃，为常见杂草，各地均有分布。（图28）

采集加工：六至七月采集，洗净，晒干备用。

性味功能：淡、平，有小毒。疏风，清热，解毒。

主治：风热感冒，肠炎，痢疾，湿热痒疹。

用量：1～2两。

配伍：配菊花、薄荷、大力、桑叶、甘草治风热感冒；配六合草、清明菜治肠炎，痢疾；配野菊花、地肤子、红浮萍、活麻根治风湿痒疹。

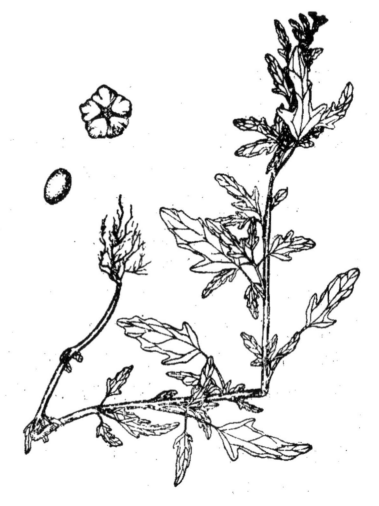

（图28）灰灰菜

备注：同属植物藜 C.album L.俗称大灰灰菜，亦作灰灰菜用。

96

三、清热药类

"热者寒之"，是中医治病的原则之一。因此，清热药就是应用寒凉药来治疗"热证"的一类药物。这类药物，大都具有现代医学所称的抗菌、消炎的作用。

这类药物，除有"清热"的共同特点外，还可按照其他特点，分为清热泻火、清热凉血、清热燥湿、清热解毒、清热解暑五大类，它们各自的主要适应症是：

清热泻火药：发烧、口渴、心烦、目赤、小便黄或解小便时灼痛等。

清热凉血药：吐血、衄血、咯血、斑疹、骨蒸潮热等。

清热燥湿药：湿热泄泻、痢疾、痔疮、黄疸、淋浊、阴痒等。

清热解毒药：麻疹、水痘、疮痈、喉痹、肺痈、肠痈、腮腺炎等。

清热解暑药：发热、出汗、口渴、心烦等。

97

1949

新 中 国
地方中草药
文 献 研 究
(1949—1979年)

1979

（一）清热泻火药

十大功劳

来源： 为小檗科十大功劳属植物阔叶十大功劳Mahonia japonica DC. 的全株。

形态简述： 常绿小乔木或灌木状，高可达4米。根断面黄色。叶互生，奇数羽状复叶，通常有小叶9～15片，小叶卵园形至卵状长椭园形，边缘具2～5个刺状齿。秋日茎顶开多数黄色小花，成总状花序，数个总状花序呈簇生状。浆果卵园形，熟时兰色，被白粉。

生于灌丛中，山区常见。（图29）

采集加工： 四季采集，洗净，晒干备用。

性味功能： 苦，寒。清热泻火。

主治： 肺结核咳嗽、咯血，肠炎腹泻，黄疸型肝炎，目赤肿痛。

用量： 3～5钱。

配伍： 配侧耳根、车前草、白茅根、青蒿、

98

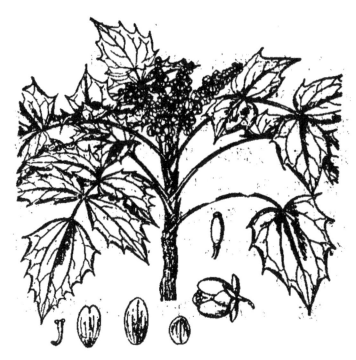

（图29）十大功劳

地骨皮治肺痨咳嗽，咯血等症；配六合草治肠炎腹泻；配干油菜、茵陈、虎杖治黄疸型肝炎；配菊花、夏枯草、薄荷、满天星治目赤肿痛。

　　备注：同属植物十大功劳 M.fortunei Mouill.、狭叶十大功劳 M.ganpinensis(Lev.) Fedde 亦供药用。

99

1949
新中国
地方中草药
文献研究
(1949—1979年)
1979

夏　枯　草

来源：为唇形科夏枯草属植物夏枯草 Frunella vulg.is L. 的全草。

形态简述：多年生草本。全株被白色柔毛，茎方形，直立或倾斜。单叶对生，卵形，有疏锯齿，下部的叶柄长可达1厘米，愈向上则渐短至近无。夏日茎顶生多数紫色唇形花，成穗状花序。

多生于向阳原野、沟边、坡地，各地均有分布。（图30）

采集加工：五月花开至半凋时采收，洗净，晒干备用。

性味功能：苦 辛，寒。清热散结，泻肝明目。

主治：颈淋巴结核，高血压，尿道炎，火眼，痈疽等症。

用量：3～8钱。

配伍：配何首乌、鸡屎藤炖肉服，治颈淋巴结核；配臭牡丹叶治高血压；配龙胆草、车前草治尿道炎，火眼；配野菊花、皂角刺、蒲公英

100

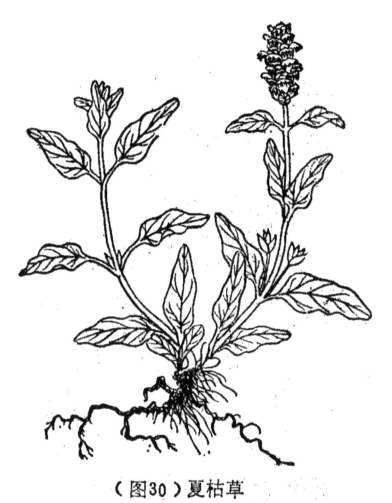

（图30）夏枯草

治疮痈肿毒。

蒙　花

来源：为马钱科醉鱼草属植物黄花醉鱼草

101

1949

新　中　国
地 方 中 草 药
文　献　研　究

(1949—1979年)

1979

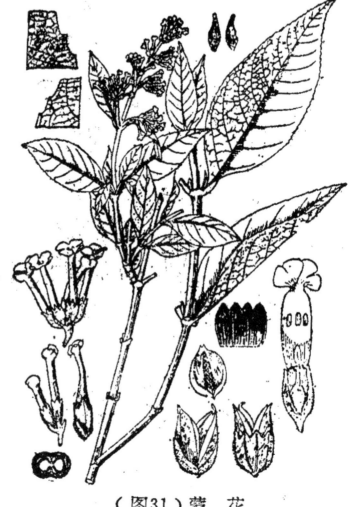

（图31）蒙　花

Buddleia officinalis Maxim. 的花蕾。

形态简述：多年生落叶披散灌木，高1～2

102

米，分枝多，全体密被白色毛，茎上毛老时脱落。单叶对生，叶片广披针形，边缘有小锯齿或全缘，托叶萎缩成一横线，在两叶柄基部成环状。春日开花，为聚伞花序复组成园锥花丛，花淡紫红或带黄色。

多生于向阳坡地，各地均有分布。（图31）

采集加工： 春末采收，晒干备用。

性味功能： 甘，微寒。清肝，明目，解毒。

主治： 火眼，云翳，喉痹，肝炎，胆囊炎，痈疽肿毒。

用量： 2～4钱。

配伍： 配菊花、桑叶、青箱子治火眼云翳。本品清热解毒，其适应范围较广，诸如咽喉肿痛，痈疽肿毒，肝炎，胆囊炎等用之均有效。但习惯上都作"清肝明目"药用，如在本品药源不缺的地区，是可以扩大其应用范围的。

青箱子（野鸡冠花子）

来源： 为苋科青箱属植物青箱 Celosia

1949

新 中 国
地 方 中 草 药
文 献 研 究
(1949—1979年)

1979

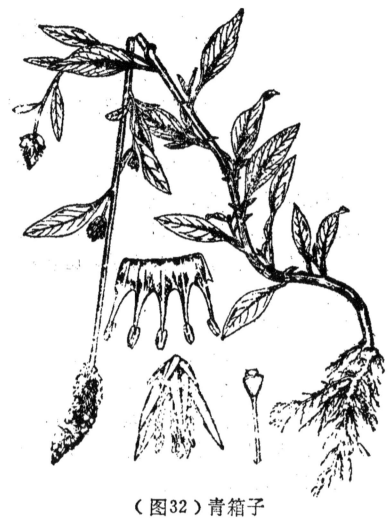

（图32）青箱子

argentea L. 的种子。

　　形态简述：一年生草本，高60～90厘米，

104

全体无毛。茎直立，绿色微带红色。叶互生，披针形或椭园披针形，全缘。秋日开花，成穗状花序。蒴果盖裂，种子细小，扁园形，有光泽，黑色微带紫红色。

多生于向阳的披地、路边，各地均有分布。（图32）

采集加工：秋季采收，晒干备用。

性味功能：苦，微寒。清肝，明目，凉血。

主治：风火赤眼，角膜云翳，高血压。

用量：2～4钱。

配伍：配菊花、木香、车前草、充蔚子、三颗针治火眼；如去木香，加钩藤，则可治疗高血压。

谷 精 草

来源：为谷精草科谷精草属植物谷精草 Eriocaulon sieboldianum Sieb. et Zucc.、白珠谷精草 E. undicuspe Maxim. 及同属其他植物的全草。

形态简述：谷精草——一年生草本，高约16

1949
新 中 国
地方中草药
文 献 研 究
(1949—1979年)
1979

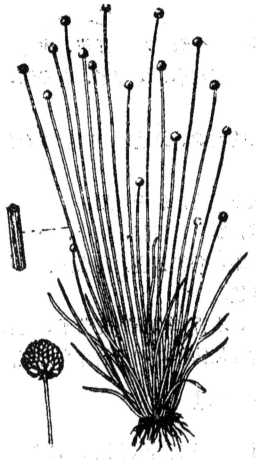

（图33）谷精草

厘米。叶线形，丛生，长约3～6厘米。秋日花茎自叶丛中抽出，高过叶片，在顶端集成小的球形头状花序，小花白色。（图33）

白珠谷精草——与上种主要区别是：植株较高（达30厘米），叶较长（达10厘米）。（图34）

多生于沟边、池沼边、水田边，各地均有分布。

采集加工：九月采收，洗净，阴干备用。

性味功能：辛、甘，平。清肝泻热，祛风明目。

主治：目赤生翳，咽喉肿痛，头风，牙痛。

106

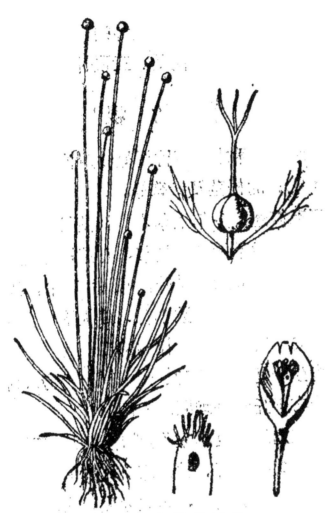

（图34）白珠谷精草

用量：3～4钱。

配伍：配菊花、蒙花、青箱治目赤生翳，配

107

1949

新中国
地方中草药
文献研究
(1949—1979年)

1979

大力、三匹风、甘草治咽喉肿痛；配钩藤、当归治头风；配地骨皮、僵蚕、三颗针治风火牙痛。

芦 竹 根

来源：为禾本科芦竹属植物芦竹 Arundo donax L. 的根茎及嫩笋等。

形态简述：多年生草本。根茎长而匍行，粗壮，白色或微带绿色，具节，有芽；杆直立，粗大，高约2～6米。单叶，叶片扁平，线状披针形。秋末冬初开多数小花，成大形白色园锥花序，长30～50厘米，分枝稠密。

多生于河边、路旁、坟园及屋旁较湿润地方，分布于丘陵平坝区。（图35）

采集加工：夏季采收，洗净，切片，晒干备用。

性味功能：苦、甘，寒。清热泻火。

主治：热病烦渴，风火牙痛，火淋。

用量：0.5～1两。

配伍：配竹叶心、麦冬、菊花、青蒿治热病烦渴；配生地、菊花、蒲公英治风火牙痛；配车前

108

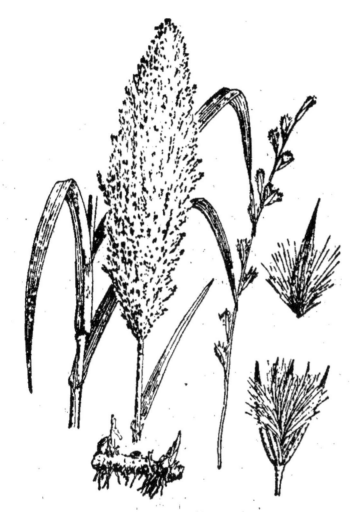

（图35）芦竹根

草、龙胆草治火淋。

109

1949
新 中 国
地 方 中 草 药
文 献 研 究
(1949—1979年)
1979

蛇 倒 退

来源：为蓼科蓼属植物贯叶蓼 Polygonum perfoliatum L. 的全草。

形态简述：多年生蔓生草本，长 30～100 厘米，具倒钩状的刺。单叶互生，盾状三角形，叶柄及叶背面中脉上有倒钩状刺，托叶鞘状，园形或卵园形，抱茎。夏日通常在托叶鞘内开白色或淡红色小花，成顶生或腋生的穗状花序。瘦果球形，黑色，包藏于兰紫色肉质多汁的花被内。

多生于田边、沟边、原野、坡地，各地均有分布。（图36）

采集加工：夏秋采集，洗净，晒干备用。

性味功能：酸、苦，寒。清热解毒，利尿消肿。

主治：风火赤眼，肠炎，痢疾，瘰疬，带下，久年疮疡，肾盂肾炎，肾炎水肿，毒蛇咬伤。

用量：3～5钱，外用适量。

配伍：配野菊花、金银花、车前草、甘草治风火赤眼；配马齿苋、三颗针、麦芽、甘草治肠

110

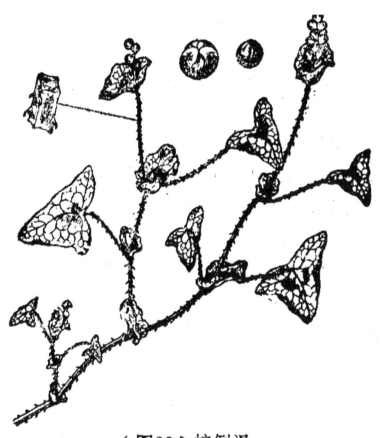

（图36）蛇倒退

炎，痢疾；配山当归、生首乌、甘草治瘰疬；配
昏鸡头、胭脂花头、甘草治带下；配菊花、苦
参、铧头草、鬼针草治久年疮疡；配侧耳根、银

111

1949

新 中 国
地 方 中 草 药
文 献 研 究
(1949—1979年)

1979

花、龙胆草、扁蓄、甘草治肾盂肾炎，肾炎水肿；配鬼针草捣绒外敷，治毒蛇咬伤。

青牛胆(山慈菇、地苦胆《綿竹》)

来源：为防杞科青牛胆属植物 青牛胆 Tino spora sagittata（Oliv.） Gagn。的块根。

形态简述：多年生缠绕藤本。块根椭园形或卵形，表皮黑褐色，断面肉色，粉质。单叶互生，纸质，卵状披针形至卵形，全缘，叶基箭形或戟状箭形，两面被稀短硬毛或无毛。春末夏初开白色花，雌雄异株，均为总状花序。核果扁园形，成熟时红色。

生于低山区灌木林下、石缝中。（图37）

采集加工：秋冬两季采集，洗净，晒干备用。

性味功能：苦，寒。清热解毒，消痈散结。

主治：咽喉肿痛，痈疽疔毒，瘰疬等症。

用量：1～8钱。

配伍：配天泡子、开喉箭治咽喉肿痛；配马

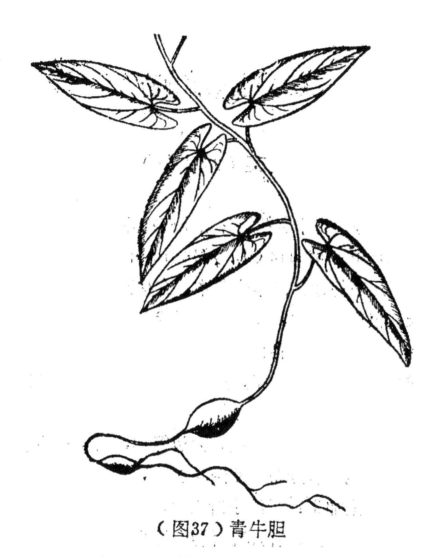

（图37）青牛胆

苋、苦荞头、夏枯草、香附治瘰疬；配蒲公
英、水黄连、铧头草、牛耳大黄治痈疽疔毒。

113

1949

新 中 国
地 方 中 草 药
文 献 研 究
(1949—1979年)

1979

（二）清热凉血药

地地菜（枕头草）

来源：为十字花科荠菜属植物荠菜Capsella bursa-pastoris（L.）Medic。的全草。

形态简述：二年生草本，全株高约20～30厘米。根出叶丛生，莲座状，羽状分裂；茎生叶箭形，基部抱茎。春日抽花茎，生多数白色小花，成总状花序。短角果，扁平略呈三角形，具多数种子。

多生于荒坡、园圃、沟边等地，为常见的杂草，各地均有分布。（图38）

采集加工：于结子时采收，洗净，晒干备用。

性味功能：甘，凉。清热，凉血，利尿，解毒。

主治：子宫出血，吐血，咯血，鼻血，火眼，痢疾，高血压，肾炎水肿。

114

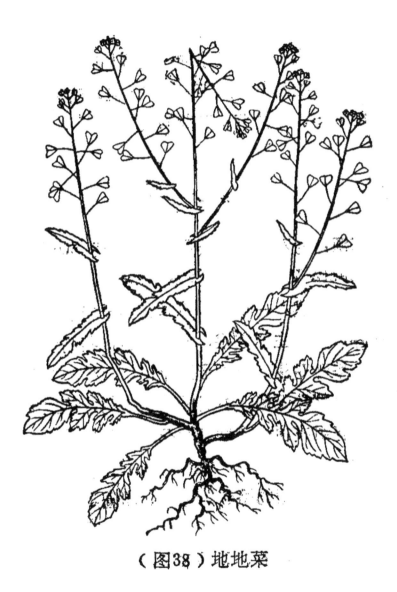

（图38）地地菜

115

1949

新　中　国
地　方　中　草　药
文　献　研　究
(1949—1979年)

1979

用量：0.5～1两。

配伍：配马齿苋、苦瓜治痢疾；配车前草、玉米须治高血压，肾炎水肿；配侧柏叶、地榆治子宫出血；配茜草、丝茅根治吐血，咯血，鼻血；配菊花、夏枯草、薄荷治火眼。

鹅　儿　肠

来源：为石竹科繁缕属植物繁缕 Stellaria neglecta Weihe. 的全草。

形态简述：一年生小草本。茎纤弱柔软，下部伏卧，节上生不定根，老茎紫色，茎侧面有毛一行。单叶对生，卵园形至卵形，全缘；下部叶具柄，上部叶无柄。春日开白色小花，单生于叶腋或数花组成顶生疏散聚伞花序。蒴果瓣裂，种子多数。

喜生于向阳的路边、原野、园圃，为常见杂草，各地均有分布。

采集加工：春、夏季采集，洗净，晒干备用

116

或鲜用。

性味功能：酸，平。清热解毒，凉血止血。

主治：疮痈肿毒，风火牙痛，肠痈，肺、胃出血，鼻衄。

用量：0.4～1两。

配伍：配苍耳、荆芥、菊花、牛舌头、甘草治疮痈肿毒；配地丁、僵蚕、甘草治风火牙痛，配山莴苣、大蓟、柴胡、白芍、枳实、丹皮、甘草治肠痈；配丝茅根、旱莲草、大蓟、小蓟治肺、胃出血，鼻衄。

矮林子（霹拉子）

来源：为紫金牛科铁仔属植物铁仔Myrsine africana L. 的带叶枝。

形态简述：常绿小灌木，分枝密。单叶互生，卵园形或椭园形，边缘有尖齿，带革质，叶面深绿，叶背色稍淡，中脉明显，具短柄。春日开黄褐色小花，通常腋生，2～6朵组成伞形

117

1949

新 中 国
地 方 中 草 药
文 献 研 究
(1949—1979年)

1979

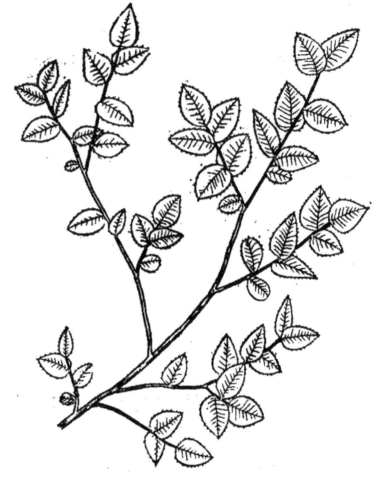

（图39）矮林子

花序，花柄短。浆果球形，成熟时兰黑色，具种子一粒。

118

生于林边、坡地及原野的灌丛中，各地均有分布。（图39）

采集加工： 四季采集，晒干备用。

性味功能： 苦、涩、微甘，平。清热，凉血，止血。

主治： 血崩，便血，痨伤咯血。

用量： 0.5～1两。

配伍： 配地榆、旱莲草、乌泡根治血崩，便血，配金娃娃草、猪鬃草治痨伤咯血。

紅子刺（水槎子）

来源： 为蔷薇科火棘属植物火棘 Pyracantha crenatoseriata（Hance）Rehd. 的根，其子和叶也供药用。

形态简述： 常绿灌木。小枝幼时有锈色细毛，老枝灰褐色，平滑，枝上多棘刺。单叶互生或数叶簇生于短枝顶，叶片椭园形或倒卵园形，边缘疏生钝锯齿，向基部渐狭而全缘，叶面暗绿

119

1949

新 中 国
地方中草药
文 献 研 究
(1949—1979年)

1979

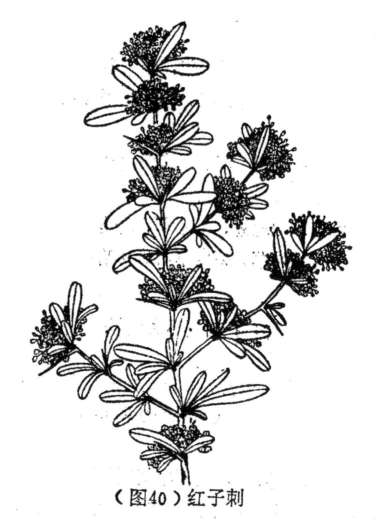

（图40）红子刺

色，有光泽。春日开多数小白色花，成伞房花
序，生于短枝顶端。小梨果扁球形，红色。

120

多生于向阳坡地，常见于低山区一带。
（图40）

采集加工：冬末春初采挖根，十至十二月采摘果，四季采叶。

性味功能：酸、涩，平。根清热凉血；子收敛固精；叶解毒消痈。

主治：根治肝炎，淋浊，白带，吐血，便血；子治痢疾，白带，叶治疮痈肿毒。

用量：根0.5～1两；子1～2两；叶外用适量。

配伍：根配茵陈、淮山、当归、鸡屎藤、大枣治慢性肝炎；配阳雀花根皮、胭脂花头、淮山炖肉服治白带，淋浊；配白芨、丝茅根、山查肉、大蓟治吐血；配地榆、旱莲草、牡蛎治便血。鲜叶配蒲公英捣绒外敷疮痈肿毒。

紫薇皮（羞羞树皮）

来源：为干屈菜科紫薇属植物 紫薇 Lager-

1949

新 中 国
地 方 中 草 药
文 献 研 究
(1949—1979年)

1979

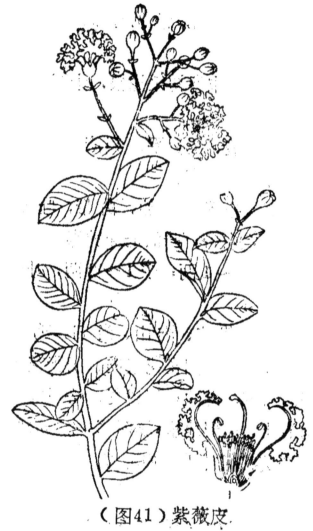

（图41）紫薇皮

stroemia indica L. 的树皮。

　　形态简述：落叶灌木或小乔木。树皮光滑，

老树皮每年剥落一次。枝条光滑，小枝具四棱。单叶长园形、倒卵形至椭园形，全缘，对生，近无柄，叶面浓绿。夏日开花，为顶生园锥花序，花白色，带紫色或紫红色，花瓣基部成爪，边缘皱曲。蒴果，有多数具翅种子。

多栽培庭园供观赏，各地均有分布。（图41）

采集加工：夏季树皮脱落时收集备用。

性味功能：苦，寒。清热，凉血，祛淤，疏风。

主治：疮痈肿毒，喉痹，痛经，皮肤痒疹。

用量：3～5钱。

配伍：配野菊花、苍耳子、三颗针、蒲公英、银花藤治疮痈肿毒，配挖耳草根、马勃、牛膝、银花治喉痹，配当归、艾叶、香附、益母草、甘草治痛经，配蝉蜕、芙蓉花、红浮萍、大枣、石燕、苦参治皮肤痒疹。

备注：有称本品为"紫荆皮"。查紫荆皮原植物为豆科紫荆属植物紫荆 Cercis chinensis Bunge 的树皮，故两者不应相混。

1949

新　中　国
地 方 中 草 药
文 献 研 究
(1949—1979年)

1979

石 打 穿

来源：为卷柏科卷柏属植物地柏 Selagiue-
lla kraussiana A.Br. 的全草。

形态简述：多年生常绿小草本。茎蔓状，卧
伏地面，随处生根，多分枝，顶端簇生或分叉。茎
上有稍密的叶，枝上叶小，排成二列，矩园形至
广披针形，中脉不明显，绿色，老时稍带红色。

生于较阴湿的岩石上，多分布于山区。(图42)

采集加工：夏秋采集，洗净，晒干备用。

性味功能：淡，凉。凉血止血，清热解毒，
祛淤散结。

主治：内脏出血，外伤出血，疮痈肿毒，癌
症初起，急性肝炎。

用量：1～2两，外用适量。

配伍：配大蓟、小蓟、茜草、丝茅根治内脏
出血；配茜草根、大黄研细粉，撒布伤口，治外

124

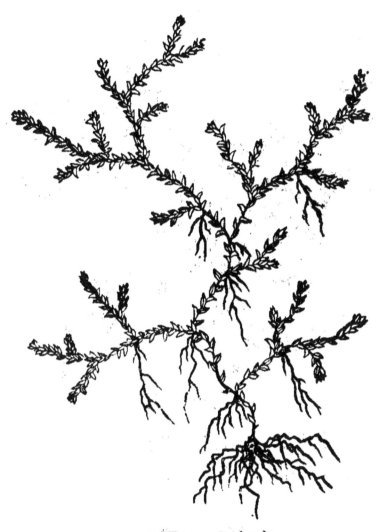

（图42）石打穿

伤出血；配蒲公英、水苋菜捣敷治疮痈肿毒；配

125

1949

新 中 国
地 方 中 草 药
文 献 研 究
(1949—1979年)

1979

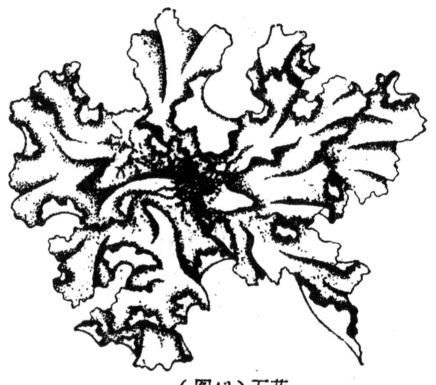

（图43）石花

半支莲、排风藤、蜂房、苡仁治癌症初起；配金钱
草、茵陈、牛舌头、甘草治急性肝炎。

石　花

来源：为梅藓科冰岛衣属植物鲍藓Cetraria

126

ornata Mull.Arg. 及一些地衣类植物的全体。

形态简述： 多年生地衣类植物，体呈叶状，分裂成不规则的小片，表面呈黑褐色，有小皱襞。

生于岩石或树上，山区一带多有分布。（图43）

采集加工： 随用随采。

性味功能： 淡，寒。清热，凉血，利尿。

主治： 外伤出血，火淋，风湿痒疹。

用量： 4～8钱。

配伍： 配茜草根研细撒布伤口，治外伤出血；配柳树根、满天星、金钱草治火淋；单用本品熬膠糟服，治风湿痒疹。

虎 牙 草

来源： 为龙胆科双蝴蝶属植物双蝴蝶 Crawfurdia fasciulata Wall. 的全草。

形态简述： 多年生缠绕草本。单叶对生，基部叶椭园形，表面绿色而有淡黄绿色的团块，背面红紫色，上部叶披针形，三主脉，表面绿色带

127

1949

新　中　国
地 方 中 草 药
文　献　研　究
(1949—1979年)

1979

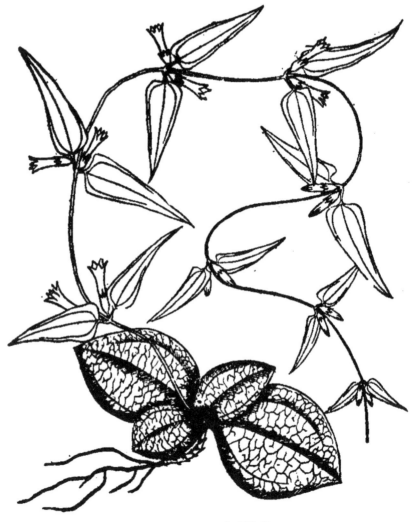

（图44）虎牙草

紫色，背面紫红色。秋日开红紫色花，单生于叶腋。

128

多生于较湿润的林缘、沟边、灌丛中，分布于山区。（图44）

采集加工： 秋季采集，洗净，晒干，切段备用。

性味功能： 苦、酸、寒。清热，凉血，止血，解毒。

主治： 鼻衄，肺、胃出血，血崩，疮痈肿毒，外伤出血。

用量： 4～6钱。

配伍： 配丝茅根、茜草、大蓟、黄芩治鼻衄、肺、胃出血；配地榆、侧柏叶、甘草治血崩；配菊花、银花藤、铧头草、皂角刺、甘草治疮痈肿毒；配青蒿捣绒外敷，治外伤出血。

地锦（紅斑鳩窩《蓬溪》）

来源： 为大戟科大戟属植物地锦 Euphorbia humifusa Willd.的全草。

形态简述： 一年生匍匐小草本，全株具白色

129

1949

新 中 国
地 方 中 草 药
文 献 研 究
(1949—1979年)

1979

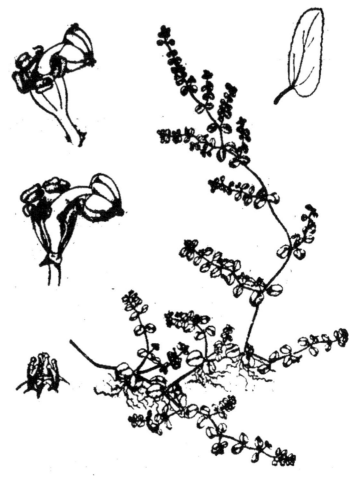

（图45）地锦

乳汁．从根茎处分生数枝，平卧地面或稍直立，红色。叶对生，椭园形，不整齐，淡绿色稍带红色，叶片大小差异甚大。夏日开花，为腋生杯状聚伞花序，花小，不显著。蒴果三棱状卵园形，表面无毛，具三颗种子。

多生于山坡地、荒地、河边、园圃，为常见杂草，多分布于丘陵平坝地区。（图45）

采集加工：八至十月采集，晒干备用。

性味功能：辛、微苦，平。清热凉血，解毒，通乳汁。

主治：细菌性痢疾，血崩，乳汁不通。

用量：2～3两。

配伍：配六合草、马齿苋治细菌性痢疾；配地榆、艾叶、大蓟、茜草治血崩；配棉花籽、慈竹根炖鸡服，治乳汁不通。

备注：同属植物斑地锦E.supind Rafin.美洲地锦E.maculata L.，亦作地锦用。

仙 人 掌

来源：为仙人掌科仙人掌属植物仙人掌

1949

新中国
地方中草药
文献研究
(1949—1979年)

1979

Opuntia dillenii Haw. 的全株。

形态简述：肉质状小型灌木。茎扁平，疏生刺，绿色，具节。叶肉质，细小，披针形，先端尖细，早凋。春日开花，但我区仙人掌通常作栽植盆景，故植株较小，且因气温关系不开花。各地均有少数出产。

采集加工：四季可采，鲜用或切片烘干用。

性味功能：苦，凉。清热,凉血,止血,解毒。

主治：胃炎疼痛，急性菌痢，咯血，吐血，鼻衄，便血等症；鲜品捣绒外敷，治腮腺炎，乳腺炎，疖疮，痈肿。

用量：鲜品1～2两；外用适量。

配伍：配三颗针、泥秋串、隔山撬治胃炎疼痛；配三颗针、马齿苋治急性菌痢；配丝茅根、旱莲草治内脏出血。

备注：作仙人掌用的原植物尚有仙人掌科鹿角掌属 仙人球 Echinopsis multiplex Zucc. 老头掌属绒仙人球 Mammillaria rhodantha Link. et Otto. 等。

132

虎　耳　草

来源：为虎耳草科虎耳草属植物 虎 耳 草 Saxifraga sarmentosa L. 的全草。

形态简述：多年生常绿肉质 草 本，全体 被毛。茎通常匍匐，红紫色，着地生根。单叶，基部丛生，叶柄长，叶片肾形至 广 卵 形，叶 面 深绿，沿脉处具有白色斑纹，叶背紫红色。初夏从叶丛中抽出花茎，先端生多数小白花，成顶生聚伞花序，小花花瓣五片，三 片 小，二 片 大。蒴果顶端有二喙。

喜生于阴湿处石隙间，亦有栽培供观赏的，各地均有分布。（图46）

采集加工：夏季开花时采收，洗净，晒干备用或随用随采。

性味功能：苦、辛，寒，有小毒。清热，凉血，祛风，解毒。

主治：荨麻疹，湿疹，风热咳嗽，疮痈肿毒；单

1949

新 中 国
地 方 中 草 药
文 献 研 究
(1949—1979年)

1979

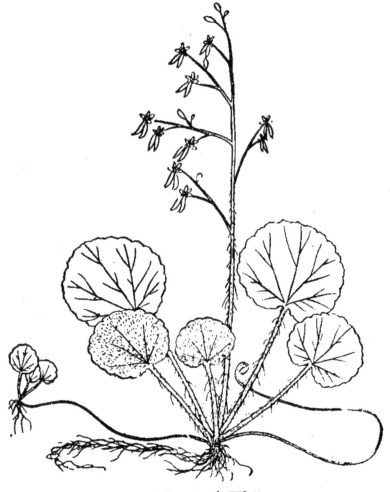

（图46）虎耳草

用鲜品取汁治中耳炎.

　　用量：鲜品0 5～1两，干品2～4钱；外用适量。

配五：配芙蓉花、蝉蜕、菊花治荨麻疹，湿疹；配菊花、前胡、大力治风热咳嗽；配蒲公英捣绒外敷，治疮痈肿毒。

問荆（馬草）

来源：为木贼科木贼属植物问荆 Equisetum arvense L. 的全草。

形态简述：多年生蕨类草本，全株高约20～50厘米。地下茎横生蔓延，分节，节上环生细根，地上茎绿色，直立，中空，具明显的节，质硬，茎二型：裸茎在春末由地下茎节处发出，茎节轮生多数细枝，细枝亦具明显的节，节上轮生鳞片状叶；实茎在夏初由地下茎发出，不分枝，节仍轮生鳞片状叶，茎顶生笔头状孢子叶球，具多数孢子。

多生于荒野、坡地、溪沟边，各地均有分布。（图47）

135

1949
新　中　国
地方中草药
文　献　研　究
(1949—1979年)
1979

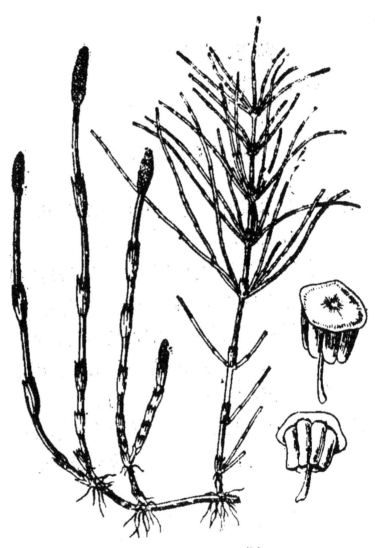

（图47）问荆

136

采集加工： 夏秋季采集，晒干备用。

性味功能： 淡，凉。清热利尿，凉血止血。

主治： 肾炎，白带，淋浊，吐血，鼻衄，血崩。

用量： 1～2两。

配伍： 配尿珠根、凤尾草、丝茅根、水荆芥治肾炎水肿；配金钱草、石苇、昏鸡头、臭牡丹根治湿热白带，淋浊；配丝茅根、茜草根、大蓟治吐血，鼻衄，血崩。

苋　菜

来源： 为苋科苋属植物苋 Amaranthus mangostanus L. 的种子，根亦供药用。

采集加工： 九月果熟时采子，晒干备用；根在未开花时采集，洗净，晒干备用。

性味功能： 子甘，寒，清肝明目；根淡，寒，清热，凉血，解毒。

主治： 治火眼，角膜云翳，眼雾不明；治红崩白带，痔疮，细菌性痢疾，胃肠炎。

用量： 子，3～4钱；根，0.5～1两。

137

1949

新 中 国
地 方 中 草 药
文 献 研 究
(1949—1979年)

1979

配伍：子配菊花、蒙花、木贼治火眼，角膜云翳；配女贞子、楮实治眼雾不明。根配水芹菜、莲米、刺梨根治红崩白带，配椿根皮、佛顶珠、水皂角治痔疮，配马齿苋、三颗针治细菌性痢疾，胃肠炎。

水马齿苋（水牛膝）

来源： 为苋科虾钳菜属植物虾钳草 Altern-nthera sessilis R. Br. 的全草。

形态简述： 一年生草本，高约40厘米，多分枝，全株被茸毛。茎上部直立，下部常匍匐，绿色带红紫色，在茎或枝最上一、二节间的两侧密生二列长茸毛，甚明显，节间的基部略膨大，如牛膝状。单叶对生，无柄，叶片披针形或线状披针形，全缘，叶基端扩展，与相对之叶相连接，抱生节上，叶面绿色，叶背淡绿色，基部带紫色，两面疏生细毛。夏日开多数白色花，成腋生头状花序，花序无梗。胞果倒卵园形稍扁平。

多生于水边、低山区一带有分部。（图48）

132

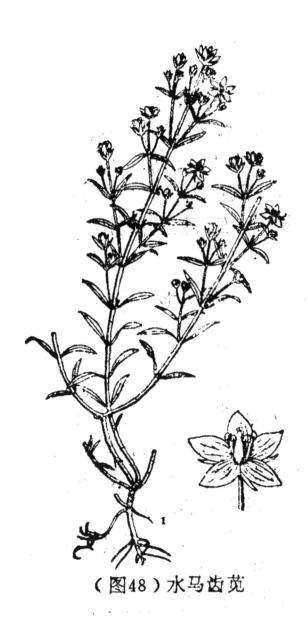

（图48）水马齿苋

139

1949
新 中 国
地 方 中 草 药
文 献 研 究
(1949—1979年)
1979

采集加工：夏季采收，洗净，鲜用或晒干备用。

性味功能：微苦，寒。清热凉血，利水通淋。

主治：鼻衄，便血，淋浊小便不利。

用量：鲜品1～2两，干品减半。

配伍：配荷叶、丝茅根治鼻衄、便血；配龙胆草、车前草、侧耳根治淋浊小便不利。

乌 金 草

来源：为凤尾蕨科凤尾蕨属植物乌金草Pteris sp. 的全草。

形态简述：多年生蕨类小草本，高20～30厘米。根茎短，被黑褐色鳞片。叶丛生，直立，亚革质，干后棕色，疏被褐色柔毛，叶卵状披针形，1～2回羽状分裂，裂片线状长园形。孢子囊群线形，沿裂片边缘连续着生，子囊群盖由叶缘反卷而成。孢子期四至十月。

生于阴湿的岩壁或溪沟两旁草丛中，分布于

140

山区。（图49）

采集加工：四季采集，洗净，晒干入药。

性味功能：苦，寒。清热凉血，止血。

主治：肺热咳嗽，咯血，衄血。

用量：3～4钱。

配伍：配车前草、马蹄草、百部、猪鬃草治肺热咳嗽；配金娃娃草、白芨治咯血，配大蓟、小蓟、丝茅根治衄血。

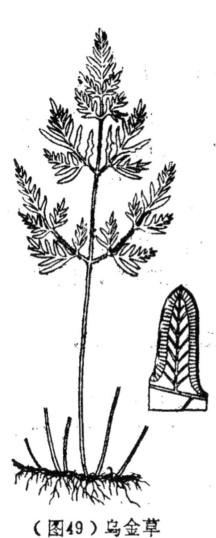

（图49）乌金草

141

1949

新　中　国
地方中草药
文　献　研　究
(1949—1979年)

1979

（三）清热燥湿药

小 苦 参

来源：为龙胆科獐牙菜属植物中国当药 Swertia chinensis Franch 的全草。

形态简述：二年生草本，高10～40厘米。根黄色，味极苦。茎近四棱形，节间较叶短或等长。单叶对生，无柄，细长披针形，全缘。春末开兰色花，单生于枝顶及上部叶腋，并形成园锥花序。

多生于较润湿肥沃的原野、坡地，分布于丘陵区。（图50）

采集加工：秋季采集，晒干备用。

性味功能：苦，寒。清热，燥湿，泻火，解毒。

主治：黄疸，肺热咳嗽，胃痛，火牙，咽喉肿痛，疮痈肿毒，外敷毒蛇咬伤。

用量：3～5钱。

配伍：配茵陈、玉米须、大枣治黄疸；配前

142

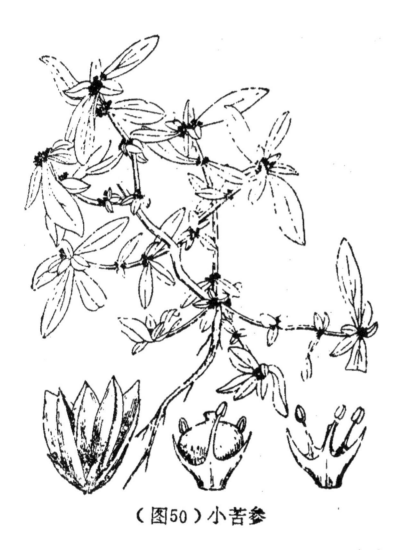

（图50）小苦参

143

1949
新 中 国
地 方 中 草 药
文 献 研 究
(1949—1979年)
1979

胡、桑白皮、车前草治肺热咳嗽；单用本品研末
为丸，治胃痛，火牙；配三匹风、扁担叶治咽喉
肿痛；配菊花、铧头草治疮痈肿毒；配剪刀草、
黄荆叶外敷毒蛇咬伤。

三　颗　針

来源：为小檗科小檗属 植物蝰猪刺 Berberis
julianae Schneid. 及同属 多种植物的根。

形态简述：常绿灌木，高达2～3米。老枝
灰黄色，具槽，幼枝淡黄色，具显著的槽，表面
散布黑色细小的疣点。叶刺坚硬，三叉状，单叶
互生，长椭园形或长 椭 园 状 披针形，革质，光
滑，常数片簇生于刺腋，边缘具细长的针尖状锯
齿，叶绿色，中脉凹陷，背面灰白色，网脉不
显。春日开黄白色花，数朵丛生于叶腋。浆果园
形，熟时兰黑色，被粉。

多生于坡地、原野，有时成片生长，低山区一
带均有分布。（图51）

144

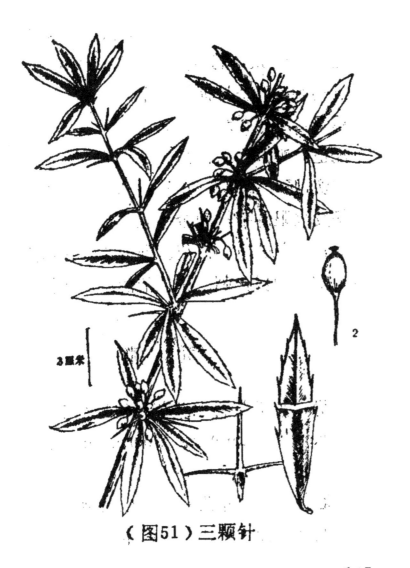

〈图51〉三颗针

145

1949

新 中 国
地 方 中 草 药
文 献 研 究
(1949—1979年)

1979

采集加工：秋冬季采挖其根，洗净，切段，晒干备用。

性味功能：苦，寒。清热，燥湿，解毒。

主治：痢疾，肠炎，目赤，牙痛，咽喉肿痛，疮痈肿毒，跌打损伤等症。

用量：1～2两。

配伍：配白头翁、苦参、吴萸根、石榴皮治赤白痢疾、肠炎；配车前子、光明草、菊花、龙胆草治暴发火眼肿痛；配金牛胆、银花、射干治咽喉肿痛；配蒲公英、银花、野菊花、甘草治疮痈肿毒；配八角枫，刺三甲根泡酒服治跌打损伤。

水 黄 连

来源：为毛茛科白蓬草属植物福氏白蓬草 Thalictrum fortunei S. Moore. 及同属一些植物的全草。

形态简述：多年生草本。根黄色，茎细弱，（故又叫"软杆子黄连"），略直立或倾卧状，

146

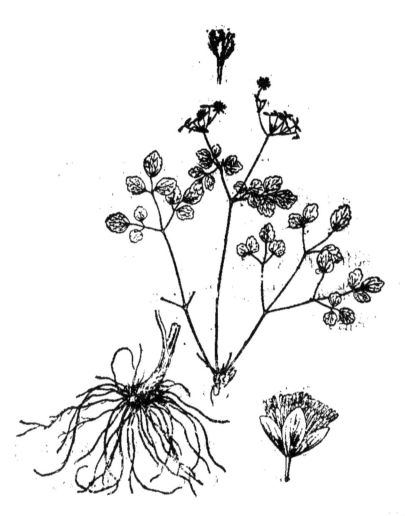

（图52）水黄连

叶互生，三出2～3回羽状复叶，小叶倒卵园形或近园形，中部以上有5～7个园齿。聚伞花

147

1949
新中国
地方中草药
文献研究
(1949—1979年)
1979

序。瘦果狭椭园形。

多生于低山区林下，溪沟边。（图52）

采集加工：秋季采其带根全草，抖净泥沙，晒干备用。

性味功能：苦，寒。清热燥湿，解毒。

主治：肠炎，痢疾，黄疸，火眼。

用量：3～4钱。

配伍：配六合草、清明菜治肠炎，菌痢；配茵陈、玉米须、马蹄金治黄疸；配菊花、夏枯草、车前草治火眼。

草黄连（日本乌蕨）

来源：为中国蕨科乌蕨属植物中华金粉蕨 Onychium japonicum（Thunb.）Kunze.的全草。

形态简述：多年生蕨类草本。高约60厘米。根茎长而横走，密被暗褐色鳞片。叶远生，叶柄禾杆色或基部褐棕色，无毛。叶片卵园状披针形

148

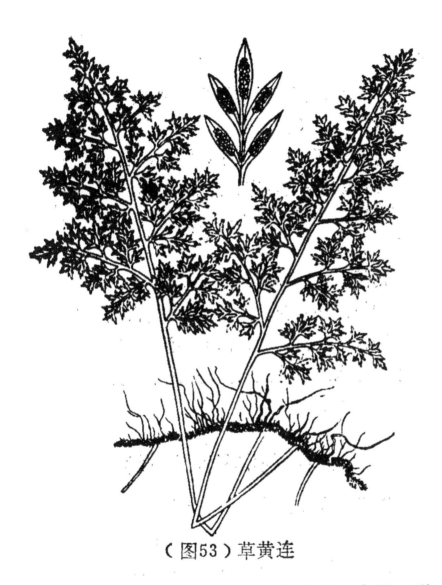

（图53）草黄连

或三角状披针形，3～4回羽状分裂。孢子囊群

149

1949

新　中　国
地方中草药
文　献　研　究
(1949—1979年)

1979

短线形,沿裂片两侧叶缘着生,子囊群盖由叶缘反卷而成。

多生于润湿肥沃的原野坡地草丛中或林缘,分布于山区。（图53）

采集加工：四季采集,洗净,晒干备用。

性味功能：苦,寒。清热,燥湿,泻火,解毒。

主治：火眼,肠炎,痢疾,痔疮,研粉外治烫火伤。

用量：2～8钱；外用适量。

配伍：配菊花、充蔚子、荆芥、甘草治火眼；配青木香、麦芽、清明菜治菌痢,肠炎；单用本品熬水内服外洗,治痔疮；配臭牡丹叶、冬青叶治烫火伤。

虎杖（花斑竹、酸通）

来源：为蓼科蓼属植物虎杖　Polygonum cuspida um Sieb. et Zucc. 的根。

形态简述：多年生高大粗壮草本,高 1.5～8米。根茎粗大,木质,外皮褐黄色,断面鲜黄

150

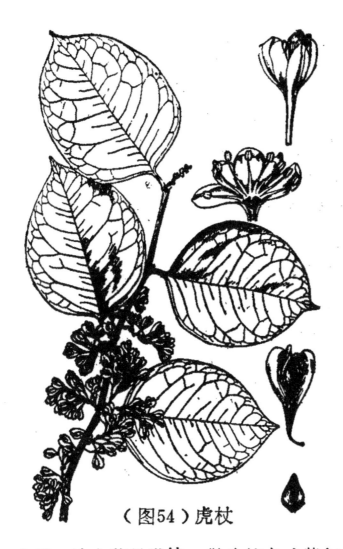

（图54）虎杖

色，味苦，地上茎具纵棱，散生棕色或紫红色斑
纹。单叶互生，卵形至广卵形，叶脉明显，托叶

151

1949
新 中 国
地 方 中 草 药
文 献 研 究
(1949—1979年)
1979

膜质抱茎。秋日开多数绿白色小花，成腋生园锥花序。瘦果包于扩大而呈翅状的花被内。

多生于向阳润湿的原野、坡地、沟边，各地均有分布。（图54）

采集加工：春秋两季采挖，洗净，晒干入药，亦可随用随采。

性味功能：苦、微酸，微寒。清热，燥湿，祛风，解毒。

主治：风湿骨痛，疮痈肿毒，黄疸。

用量：0.5～1两。

配伍：配八角枫、水蜈蚣治风湿骨痛；配野菊花、铧头草、马齿苋治疮痈肿毒；配茵陈、金钱草、水苋菜治黄疸。

石 芫 荽

来源：为铁角蕨科铁角蕨属植物华中铁角蕨 Asplenium saielii Hook. 的全草。

形态简述：多年生常绿蕨类小草本，高10～

152

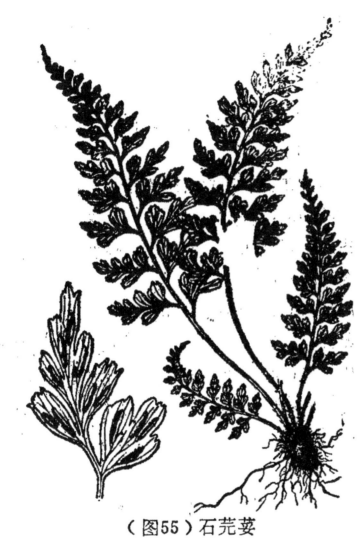

（图55）石芫荽

25厘米。根茎短而直立，密被黑 色 鳞 片。叶簇生，叶柄绿色，叶片三角卵园状矩园形,通常为三

153

1949
新　中　国
地方中草药
文　献　研　究
(1949—1979年)
1979

回羽状复叶，裂片线形。孢子囊群线形，每裂片上1～2枚，囊群盖亦为线形，沿叶脉着生。孢子期五至十一月。

多生于石缝中、岩壁上，低山区一带有分布。（图55）

采集加工：四季可采，洗净，晒干，切段备用。

性味功能：苦，微寒。清热，燥湿，解毒。

主治：扁桃体炎，腮腺炎，肠炎，痢疾；煎水外洗皮肤湿疹。

用量：0.4～1两，外用适量。

配伍：配挖耳草、大力子、银花、板兰根、甘草治扁桃体炎；配板兰根、苍耳子、荆芥、花粉、野菊花、甘草治腮腺炎；配六合草、乌梅、甘草治肠炎，痢疾。

六　合　草

来源：为大戟科铁苋菜属植物铁苋菜 Acalypha australis L. 的全草。

154

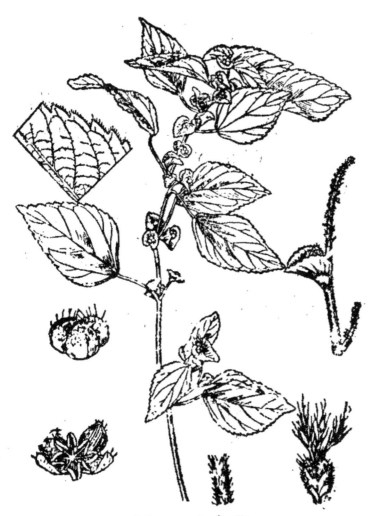

（图56）六合草

形态简述：一年生草本。茎细长，通常直立，有纵条纹，具毛，多分枝。单叶互生，具长柄，叶菱

155

1949

新 中 国
地 方 中 草 药
文 献 研 究
(1949—1979年)

1979

形或卵状披针形，两面均略具毛，边缘有钝锯齿。夏日开花，雌雄同株，花小，雄花序极短，穗状，雌花序藏于叶状苞片内。蒴果位于宿存苞片内。

常生于草坡、园圃、路旁，为常见杂草，各地均有分布。（图56）

采集加工：八至九月采集，晒干备用或鲜用。

性味功能：苦，平。清热，燥湿，和中，解毒。

主治：菌痢，肠炎，肝炎，食积饱胀，吐血，便血，皮肤湿疹。

用量：鲜品1～4两，干品0.8～1两，外用适量。

配伍：配辰砂草、马齿苋治菌痢，肠炎；配小马蹄草、龙胆草、甘草治肝炎；配糯米草、隔山撬、鸡屎藤治食积胀满，脾虚腹泻；配旱莲草、丝茅根、三颗针、仙鹤草、甘草治吐血，便血。单用本品煎水外洗，治皮肤湿疹。

白　头　翁

来源：为菊科鼠曲草属植物秋鼠曲草

156

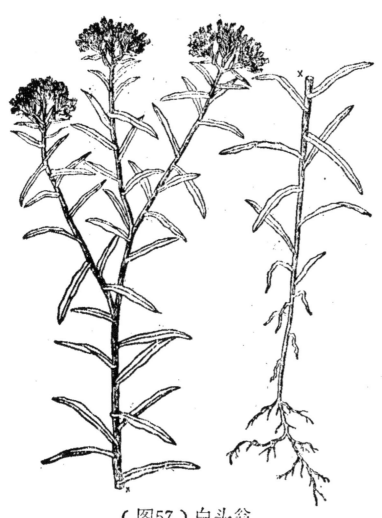

（图57）白头翁

Gnaphalium hypoleucum DC. 的全草。

形态简述：一年生草本，高30～60厘米。

157

1949

新　中　国
地方中草药
文　献　研　究
(1949—1979年)

1979

茎上部分枝，密被白色绵毛，渐向下毛稍少。叶互生，线形，基部稍抱茎，叶面绿色，有柔毛，叶背密被白色细毛，基部叶通常在花后凋落。秋日开花，由多个兰状花序排列成伞房状。

多生于原野、地边、沟边，各地均有分布。（图57）

采集加工：秋日开花时采集，晒干备用。

性味功能：苦，寒。清热燥湿。

主治：湿热痢疾，瘰疬，肺热咳嗽。

用量：3～5钱。

配伍：配马齿苋、车前草治湿热痢疾；配何首乌、山当归治瘰疬；配三颗针、瓜蒌壳、麦冬、前胡、甘草治肺热咳嗽。

辣　蓼

来源：为蓼科蓼属植物水蓼 Polygonum hydropiper L.的全草

形态简述：一年生草本。茎直立或下部伏

158

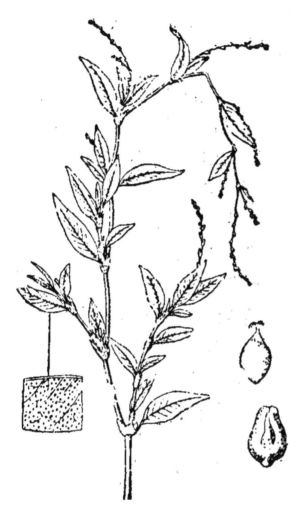

（图58）辣蓼

地，分枝或不分枝，红褐色，节常膨大，略有棕

159

1949

新　中　国
地 方 中 草 药
文 献 研 究
(1949—1979年)

1979

色伏毛。单叶互生,叶柄较短,叶椭园状披针形,全缘，两面沿叶脉及叶缘均具短伏毛，并密生小腺点，托叶鞘膜质，筒状，顶端具短缘毛。秋日开白色微带红晕小花，成穗状总状花序，细柔下垂。

多生于水边，各地均有分布。（图58）

采集加工：四至五月采集，晒干备用。

性味功能：辛，寒。清热，燥湿，散淤，解毒。

主治：痢疾，肠炎，疮痈肿毒，跌打损伤。

用量：2～4钱。

配伍：配刺梨根、金鸡尾、仙鹤草、小马蹄草、石榴皮治水泻；配铁马鞭、马齿苋、旱莲草、猪鼻孔、水黄连治肠炎，痢疾。捣绒外敷痈肿及毒蛇咬伤；配水当归、接骨木、泽兰泡酒内服外搽，治跌打损伤。

（四）清热解毒药

蒲公英（地丁、黄花地丁）

来源：为菊科蒲公英属植物 蒲 公 英 Tara-

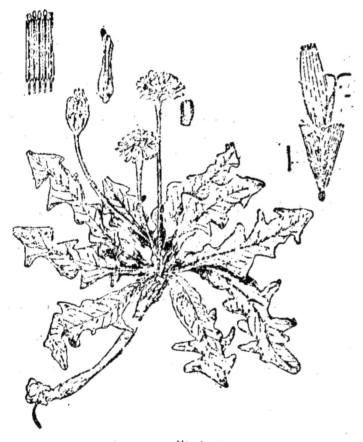

（图59）蒲公英

xacum mongolicum Hand.-Mazz. 及同属多

161

1949

新中国
地方中草药
文献研究
(1949—1979年)

1979

种植物的全草。

形态简述：多年生草本，高约１０～２０厘米，全株含白色乳汁。叶根生，丛生成莲座状，倒披针形至匙形，不规则羽状分裂或全缘，质薄而柔软，绿色，无叶柄。春日由叶丛中抽出花茎，顶端生兰状花序。瘦果，顶端生白色冠毛，可随风飘扬。

生于向阳的原野、坡地，各地均见。（图59）

采集加工：花待开时采集，洗净，晒干备用，也可随用随采。

性味功能：苦，寒。清热解毒，消痈散结。

主治：乳痈，痈疽，疔毒，风火牙痛。

用量：干品0.5～1两，鲜品１～３两。

配伍：单用本品取汁内服或冲绒外敷治乳痈；配野菊花、牛耳大黄、铧头草治疮痈肿毒；配野菊花、荆芥、僵蚕、地骨皮、南瓜根治风火牙痛。

紫　花　地　丁

来源：为龙胆科龙胆属植物石龙胆 Gentia-

162

na squarrosa Ledeb. 的全草。

形态简述：一年生或二年生草本植物，高4～10厘米。茎纤细，基部分枝成丛生状。叶二型：基部叶丛生地面，披针形至广披针形，辐射状排列；茎生叶广披针形至阔卵形，互生。春末夏初茎顶单生兰紫色花。

生于向阳的原野、山坡、土坎，各地均有分布。（图60）

采集加工：春末夏初采集带花全草，晒干备用。

性味功能：苦、辛，寒。清热利湿，解毒消痈。

主治：喉痹，肠痈，湿热带下，遗精，热淋，疮疡肿毒。

用量：3～5钱，外用适量。

配伍：配挖耳草、三匹风治喉痹；配蒲公英、败酱草、银花、鬼针草、甘草治肠痈；配昏鸡头、龙胆草、车前草、甘草治湿热带下，遗精；配垂柳须根、石苇、大枣治热淋尿血；配铧头草、侧耳根、野菊花、蒲公英等捣绒外敷，治疮痈肿毒。

163

1949

新 中 国
地 方 中 草 药
文 献 研 究
(1949—1979年)

1979

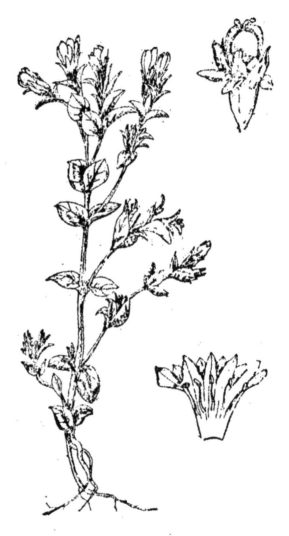

（图60）紫花地丁

164

千　里　光

采源：为菊科千里光属植物千里光 Senecio scandens Ham. 的全草。

形态简述：多年生落叶灌木状草本，高可达 1～2米。茎部多分枝，绿色，具浅沟纹，幼枝多柔毛。单叶互生，广披针形至椭圆形，全缘或有浅锯齿，两面均具细毛，叶柄短。兰状花序复组成疏散的园锥花丛，小花均为黄色，花期秋至冬。

喜生于润湿的林下、沟边、路旁，山区一带均有分布。（图61）

采集加工：九至十月开花时，割取全草晒干备用，药效较佳。

性味功能：苦，寒。清热解毒，止痒。

主治：咽喉肿痛，肠炎，火眼；鲜品捣绒外敷火疔，毒蛇咬伤，九子烂痒，煎汤外洗皮肤痒疹。

用量：0.5～1两，外用适量。

1949

新 中 国
地 方 中 草 药
文 献 研 究
(1949—1979年)

1979

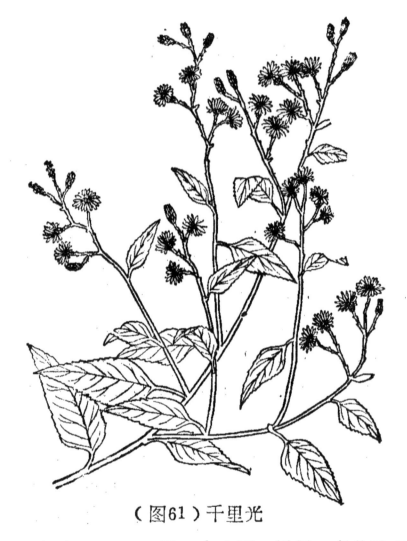

（图61）千里光

配伍：配三匹风、大力子、蝉蜕、荆芥治咽喉肿痛；配马齿苋、清明菜治肠炎；配菊花、荆

166

芥、充蔚子、车前草治火眼;配地丁、铧头草治火疔,配鬼针草治毒蛇咬伤;配漆姑草治九子烂痒。

铧 头 草

来源: 为董菜科董菜属植物蒲氏董菜 Viola patrinii DC. 及箭叶董菜 V. betonicifoila Smith subsp. nepalensis (Ging.) W. Becker 的全草。

形态简述: 蒲氏董菜—— 多年生草木,高6~10厘米。主根园粗较长,侧根纤细且多,均为白色。叶基出,丛生,叶柄细长,叶基具鞘翼,单叶,戟状长卵形或三角形,边缘具浅而钝的锯齿,叶面青绿色,叶背淡绿色或有微紫班。春日从叶丛中抽出多数花茎,高过叶丛,顶生浓紫色单花,具距。(图62)

箭叶董菜—— 与上种主要区别是:叶片箭状披针形至线状披针形。(图63)

多生在田边、路旁、荒地、庭院周围,为常见杂草,各地均有分布。

167

1949
新 中 国
地 方 中 草 药
文 献 研 究
(1949—1979年)
1979

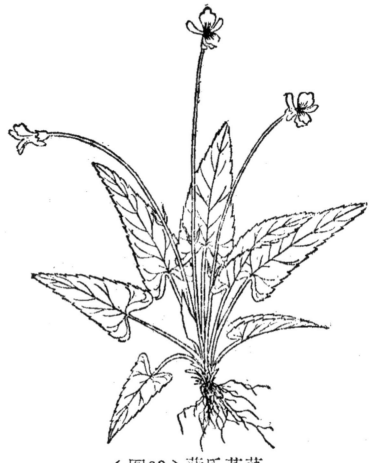

（图62）蒲氏堇菜

采集加工：春季采集，洗净，晒干备用。

性味功能：微苦、辛，寒。清热解毒，消痈。

主治：火眼，咽喉肿痛，疮痈肿毒，热淋，

168

190

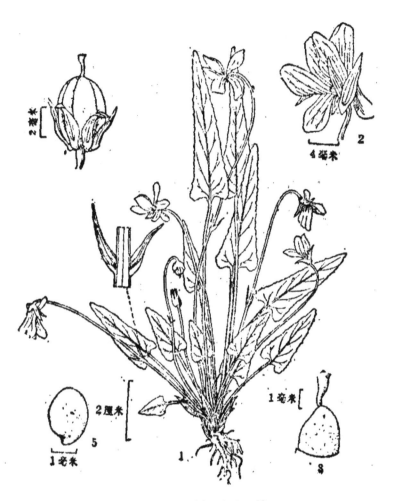

（图63）箭叶堇菜

阑尾炎。

用量：1～2两，外用适量。

1949
新中国
地方中草药
文献研究
(1949—1979年)
1979

配伍：配菊花、银花、薄荷、充蔚子、车前草治火眼；配三匹风、挖耳草根、甘草治咽喉肿痛；配野菊花、芙蓉花、荆芥、水苋菜、甘草治疮痈肿毒；配龙胆草、扁蓄、车前草、甘草治热淋；配鬼针草、银花、蒲公英、甘草治阑尾炎。

备注：同属植物日本堇菜 V. japonica - Langsd, 亦作铧头草用。

白 地 黄 瓜

来源：为堇菜科堇菜属植物匍匐堇菜 Viola diffusa Ging. 的全草。

形态简述：一年生草本。匍匐茎由基部叶丛抽出，随处生根，并发出新叶丛。叶二型：基生叶丛生，长卵形或卵状椭园形；茎生叶较基生叶小，边缘具园钝锯齿，叶柄扁平，两侧具窄翅和白毛。花白色或淡紫色，单生，花期春至秋。

多生于润湿肥沃的原野、坡地，各地均有分布。（图64）

170

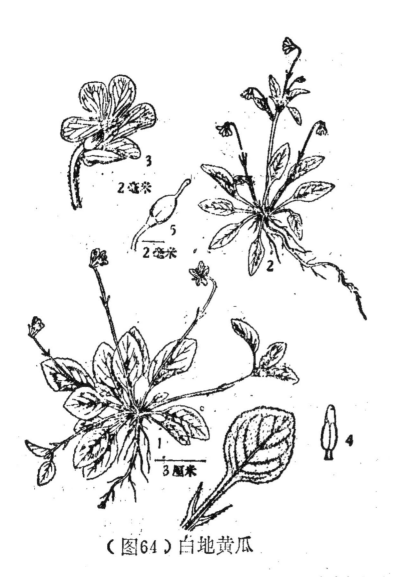

（图64）白地黄瓜

采集加工：夏季采集，洗净，晒干备用或随用随采。

171

1949

新 中 国
地 方 中 草 药
文 献 研 究
(1949—1979年)

1979

性味功能：甘、淡，微寒。清热解毒，润肺止咳。

主治：痈疽肿毒，肺热咳嗽。

用量：3～4钱。

配伍：配三匹风、野菊花、水苋菜治咽喉肿痛；配野菊花、银花藤、山莴苣治疮痈肿毒；配地麦冬、桑叶、大力子、三颗针治肺热咳嗽。

牛 舌 头

来源：为菊科苦荬属植物苣荬菜 Sonchus arvensis L. 的全草。

形态简述：多年生草本。地下茎蔓延繁殖，地上茎直立，均含白色乳汁。叶互生，长园状披针形，边缘有不规则波状或三角状浅裂，基部渐狭，下延抱茎，不具叶柄。秋日开花，为顶生兰状花序，排列为伞房状，小花全部为黄色舌状花。

多生于湿润肥沃的田间、路旁、荒野、庭园

172

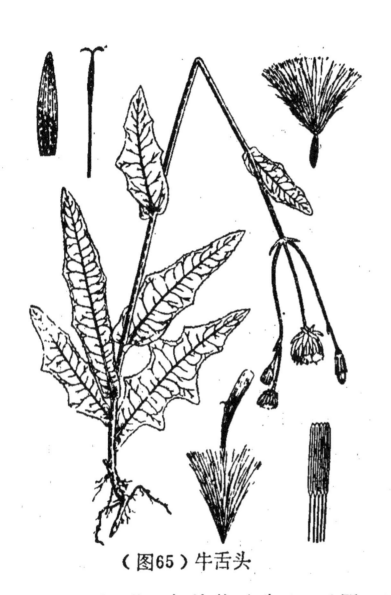

（图65）牛舌头

周围，为常见杂草，各地均有分布。（图65）

173

1949
1979

新 中 国
地方中草药
文 献 研 究
(1949—1979年)

采集加工：春夏季采集，晒干备用或鲜用。

性味功能：苦，寒。清热解毒。

主治：痈疽肿毒，黄疸，痔疮。

用量：0.5～1两。

配伍：配蒲公英、银花藤、紫花地丁、山莴苣煎水内服或捣绒外敷，治痈疽肿毒；配金钱草、满天星、野油菜、茵陈治黄疸型肝炎；配无花果、椿芽树皮、地榆治痔疮。

山莴苣（败酱草）

来源：为菊科莴苣属植物山莴苣 Lactuca indica L. 的全草。

形态简述：一年生草本，全株高达 1 米以上，具白色乳汁，幼苗一般有三枚纺锤形的肉质块根，长大后块根木质化。幼时茎极短，叶丛生地面，有长柄，叶片匙形，叶缘有逆向浅缺刻及疏锯齿，随苗长大后，幼叶枯落，茎生叶无柄，基部抱茎，叶缘羽状分裂。秋日开花，数个兰状花

174

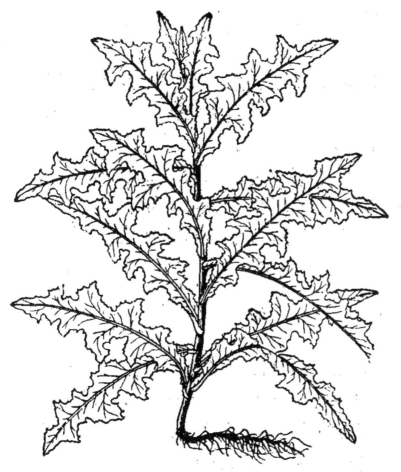

（图66）山莴苣

序疏散排列，全为淡黄色舌状花。

多生在原野、坡地，亦有栽培的，各地均有
分布。（图66）

175

1949

新　中　国
地　方　中草药
文　献　研　究
(1949—1979年)

1979

采集加工：秋日开花时采集，洗净，晒干入药。

性味功能：苦，寒。清热解毒，消痈排脓。

主治：肠痈腹痛，疮痈肿毒，痔疮下血。

用量：0.5～1两。

配伍：配苡仁、三颗针、红藤、银花藤治肠痈腹痛；配蒲公英、菊花、皂角刺治疮痈肿毒；配三颗针、甘草、棕树根治痔疮下血。

红　　藤

来源：为豆科宿包豆属植物有毛宿包豆Shuteria Pampaniniana Hand-Mzt. 的全草。

形态简述：多年生草质小藤本。老茎紫红色，幼枝棕黄色。三出复叶，小叶近园形，顶端园形或稍凹，有极短细尖，边缘有纤毛，中间小叶柄较两侧小叶柄长，叶片网纹明显，叶柄基部膨大，形成关节。夏天开淡黄色小花，成总状花序。

176

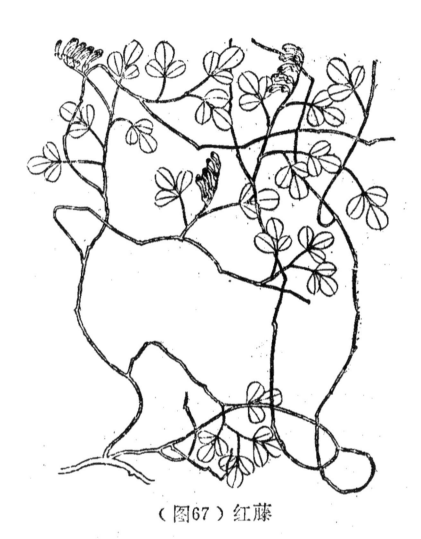

（图67）红藤

喜生于向阳坡坎，低山区一带有分布。

图（67）

177

1949
新 中 国
地 方 中 草 药
文 献 研 究
(1949—1979年)
1979

采集加工：秋季采集全草，晒干备用。

性味功能：微苦，平。清热解毒，消痈散结。

主治：肠痈腹痛，疮疡肿毒，痔疮下血。

用量：1～2两。

配伍：配铧头草、银花藤、山莴苣、石菖卜、青藤香、苡仁治肠痈；配野菊花、金银花、木芙蓉花、蒲公英、丝瓜络治疮疡肿毒；配椿芽树皮、旱莲草、丝茅根、甘草治痔疮下血。

金 银 花

来源：为忍冬科忍冬属植物忍冬 Lonicera Japonica Thunb. 的花，其藤及叶也供药用。

形态简述：常绿缠绕藤本。茎中空，多分枝，老枝光滑，暗赤色，幼枝绿色，被短柔毛及腺毛。单叶对生，卵形至长椭园状卵形，全缘，二面均具短毛。夏日开花，成对腋生，初为白色，后变黄色，花冠管细长。浆果黑色。

178

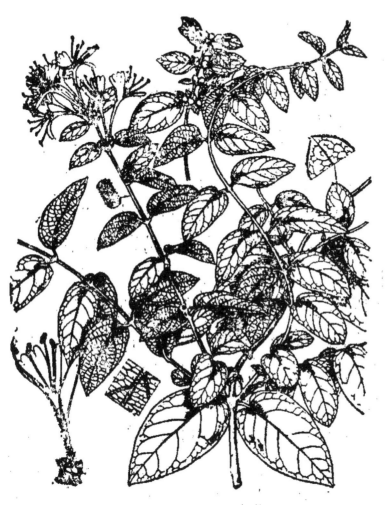

（图68）金银花

多生于灌木丛中，亦有栽培的，低山区一带

179

1949

新　中　国
地方中草药
文　献　研　究
(1949—1979年)

1979

均有分布。〔图68〕

采集加工：五至七月采摘花蕾，秋季采其藤叶，均阴干入药。

性味功能：甘、微苦，寒。清热解毒，藤叶与花同功。

主治：风热感冒，肺炎，咽喉肿痛，疮痈肿毒，斑疹，痢疾，肠炎。

用量：3～5钱，大剂量可用1～2两。

配伍：配菊花、荆芥、薄荷治风热感冒；配十大功劳、侧耳根、丝茅根、桑叶、石羔治肺炎；配马勃、三匹风、大力子治咽喉肿痛；配铧头草、地瓜藤、牛舌头治疮痈肿毒；配水牛角、生地、野菊花、板兰根治斑疹；配辣蓼治痢疾，肠炎。

备注：同属植物盘叶忍冬 L.tragophylla Hemsl.俗称大金银花，亦作忍冬用，其主要特征为：落叶大藤本，最上一对叶合生，头状花序顶生，具短梗，花黄色，生于海拔1500～2000米左右灌丛中。

180

野菊花（黄菊花）

来源：为菊科菊属植物野菊Chrysauthemum iudicum L. 的全草。

形态简述：多年生草本，全株高约50厘米。茎园形，表面具细纵沟，密被细柔毛。叶互生，卵园形，有羽状深缺刻及锯齿。秋日开花，兰状花序略作伞房状排列，花的周围为黄色舌状花。

多生于路边、原野、坡地，各地均有分布。

采集加工：秋末冬初采集，阴干备用。

性味功能：苦、甘，微寒。清热解毒，疏散风热。

主治：风热头痛，目赤流泪，咽喉肿痛，痈疽疔毒。

用量：3～5钱。

配伍：配水荆芥、芦根、青蒿、野薄荷、泥鳅串治外感风热，配蝉衣、谷精草、木贼、桑叶治目赤肿痛；配蒲公英、铧头草、木芙蓉叶、甘草、三匹风治咽喉肿痛，痈疽疔毒。

181

1949

新 中 国
地 方 中 草 药
文 献 研 究
(1949—1979年)

1979

蚤休（七叶一枝花）

来源： 为百合科重楼属植物蚤休 Paris po-lyphylla Sm，具柄王孙 P. petiolata Bak. et Forb. ex Hemsl. 及狭叶蚤休 P. polyphylla Sm. var. stenophylla Franch. 的根茎。

形态简述： 蚤休——多年生草本。根茎横生，粗短，扁园，节间短，断面粉质白色。地上茎不分枝。叶轮生于茎顶，通常为七片，叶片长椭园形，全缘，无柄。夏初开花，单生于茎顶，花梗长，花萼叶状，花瓣线状，绿色。（图69）

具柄王孙——与蚤休主要区别是：叶四片，广卵形，具叶柄。

狭叶蚤休——与蚤休主要区别是：叶十片以上。

均分布于山区林缘或林中。

采集加工： 秋季采集，洗净，晒干备用。

性味功能： 苦、寒，有小毒。清热解毒，消

182

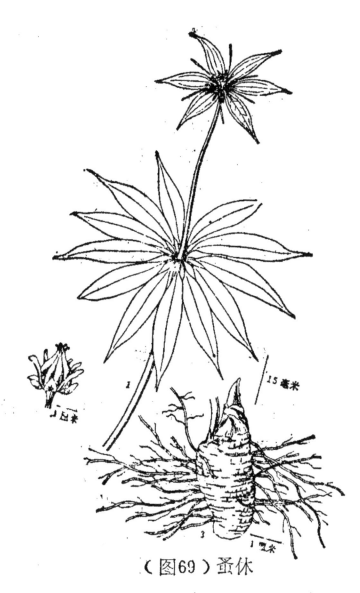

（图69）蚤休

痈散结。

1949
新 中 国
地方中草药
文 献 研 究
(1949—1979年)
1979

主治：疮痈肿毒，咽喉肿痛，腮腺炎，肺热喘咳，毒蛇咬伤。

用量：1～2钱，外用适量。

配伍：配蒲公英、山芝苣、菊花、三匹风、金银花治疮痈肿毒，咽喉肿痛，腮腺炎；配三颗针、前胡、大力子、桑白皮治肺热咳嗽；研粉外敷毒蛇咬伤。

附注：据近人研究，本品对白喉杆菌有抑制作用。

牛 尾 七

来源：为百合科万年青属植物万年青 Rohdea japonica Roth. 的根茎及叶。

形态简述：多年生常绿草本。根茎短而肥，肉质，黄白色，具节，形如牛尾，生多数须根。叶丛生于粗短的根茎上，披针形，质厚，光滑，基部渐狭成叶柄状。夏日叶丛中抽花梗，顶部密生多数淡黄色小花，成穗状花序。

184

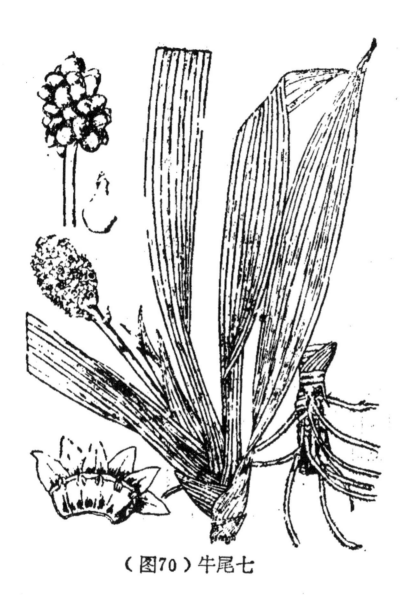

（图70）牛尾七

生于阴湿肥沃的林中、谷地、沟边，亦有栽

185

1949

新　中　国
地方中草药
文　献　研　究
（1949—1979年）

1979

培的，各地均有分布。（图70）

采集加工：四季采收，洗净，鲜用或晒干备用。

性味功能：甘、苦，寒。利尿消肿，清热解毒。

主治：心脏病水肿，扁桃体炎，白喉。

用量：根0.5～1两，叶0.5～1钱。

配伍：叶配楮实、大枣治心脏病水肿；根配三匹风、牛膝、银花、甘草治扁桃体炎、白喉。

备注：据近人研究，本品强心利尿的作用与西药"洋地黄"近似，其蓄积中毒的付作用也基本相同，故在运用本品时应禁用钙剂或麻黄碱，同时要注意检查脉膊，如果脉膊每分钟慢于60次，应立即停用。

水　佛　甲

来源：为景天科景天属植物凹叶景天Sedum makinoi Maxim. var. emarginatum (Migo Fu)

186

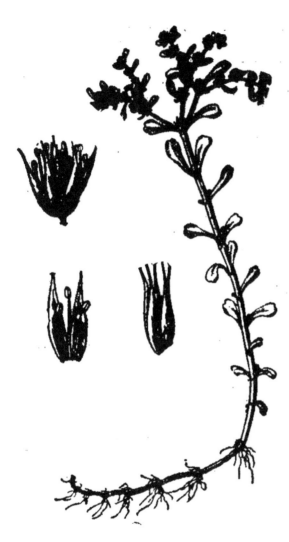

（图71）水佛甲

低山区一带有分布。（图71）

的全草。

形态简述、多年生肉质草本，全株高约10～15厘米。茎下部平卧，节处生根，上部直立，节略膨大，单叶对生，倒卵形至倒卵状匙形，顶端凹入，基部下延略呈耳垂。花多数，黄色，成顶生或腋生的伞房状聚伞花序。

多生在润湿的岩壁、水边，

187

1949

新 中 国
地方中草药
文 献 研 究
(1949—1979年)

1979

采集加工：四季采集，随采随用。

性味功能：苦、寒。清热解毒。

主治：风火赤眼，丹毒，肝炎。

用量：1～2两。

配伍：配菊花、薄荷、桑叶、夏枯草治风火赤眼；配蝉蜕、木芙蓉花、菊花、甘草治小儿丹毒；配茵陈、龙胆草、虎杖根治肝炎。

石 指 甲

来源：为景天科景天属植物垂盆草 Sedum sarmentosum Bunge. 的全草。

形态简述：多年生肉质草本。茎园柱形，淡红色，倾斜或匍匐。单叶三枚轮生，倒披针形至长园形，先端尖，基部楔形下延成半园形耳垂，全缘。夏日开多数黄色小花，成平展的顶生二歧聚伞花序。

多生于坡地、石上、路旁，分布于低山区一带。（图72）

188

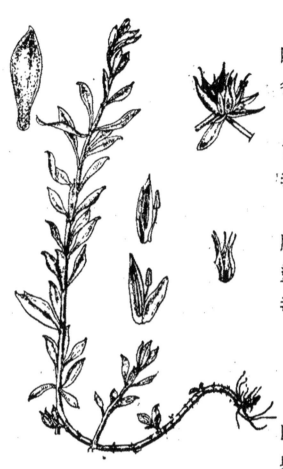

（图72）石指甲

采集加工：四季采集，晒干备用。

性味功能：甘，凉。清热解毒，祛淤散结。

主治：咽喉肿痛，捣绒外敷烫火伤及疮痈肿毒。

用量：4～6钱。

配伍：配三四风、大力根、射干、甘草等治咽喉肿痛；配地骨皮、齐头蒿、黄荆根、算盘子根、牛膝治火牙红肿疼痛；配铧头草、蒲公英、鬼针草、剪耳花，外敷疮痈肿毒；配剪耳花、黄柏研细，菜油调

189

1949

新 中 国
地 方 中 草 药
文 献 研 究
(1949—1979年)

1979

搽烫火伤。

心 肺 草

来源：为唇形科鼠尾草属植物反背红 Salvia cavaleriei Leve.的全草。

形态简述：多年生草本。基部叶对生似丛生状，叶柄长，被细柔毛，叶片长卵形，边缘波状，叶面浓绿色，叶背紫红色。春日从叶丛中抽茎，四方形，顶端着生数朵紫红色小花，成轮伞花序，每轮有3～8朵唇形小花。

多生于山区阴湿坡地草丛中。（图73）

采集加工：夏季采收，洗净，晒干备用。

性味功能：微苦，平。清热解毒，凉血止血。

主治：疮痈肿毒，丹毒，吐血，咳血，便血，血崩。

用量：3～5钱。

配伍：配蒲公英、野菊花、鬼针草治疮痈

190

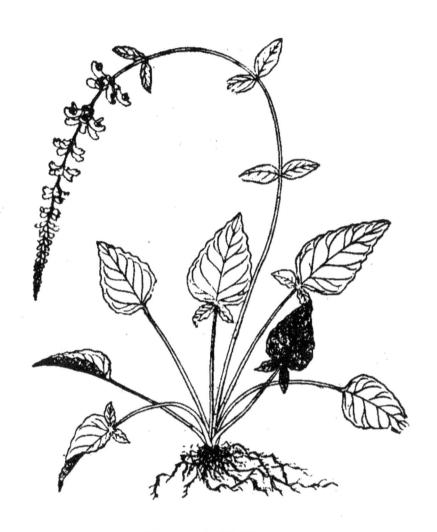

（图73）心肺草

肿毒；配紫草、生地、苇根、银花藤治丹毒；配
仙鹤草、大蓟、小蓟治内脏诸出血。

191

1949
新中国
地方中草药
文献研究
(1949—1979年)
1979

侧耳根（猪鼻孔）

来源：为三百草科蕺菜属植物蕺菜 Hout-tuynia cordata Thunb. 的全草。

形态简述：多年生草本，高20～40厘米，全株具特异腥臭味。地下茎白色，多节，节生须根，地上茎红色，平滑，直立。单叶互生，阔卵形或披针状卵形，全缘，光滑。夏日开多数无花被小花，成总状花序，具白色总苞四片，似花瓣。

多生于润湿之田边、沟边、林缘，各地均有分布。

采集加工：夏秋间采集，阴干备用。

性味功能：辛，微寒。清热，除湿，解毒，消痈。

主治：肺痈咳吐脓血，肠炎，痢疾，肾炎，淋病，痔疮；捣绒外敷治疮毒红肿。

用量：1～2两。

配伍：配苇根、水黄连、桃仁、冬瓜仁治肺痈咳吐脓血；配马齿苋、马鞭梢、水黄连、青藤香治肠炎，痢疾；配泥鳅串、龙胆草、车前草治肾

192

炎，淋病；配地瓜藤、佛顶珠、丝茅根炖肉服，治痔疮；配蒲公英、铧头草捣绒外敷，治疮毒红肿。

金鸡尾（双凤尾）

来源： 为凤尾蕨科凤尾蕨属植物凤尾蕨Pteris multifida Poir。及大凤尾蕨P. cretica L. 的全草。

形态简述： 凤尾蕨——多年生草本，高30～70厘米。根茎粗壮，直立，密被线状披针形黑褐色鳞片。叶丛生，1～2回羽状分裂，叶柄灰棕色或禾杆色，光滑，叶轴上具翼，叶二型；孢子叶较为长大，孢子囊群线形，沿叶缘连续着生，囊群盖膜质，由变形的叶缘反卷而成，营养叶较为短小。（图74）

大凤尾蕨——与上种主要区别是：整个植株较大，叶轴不具翼。

多生于半阴湿的沟边、岩石上，分布于低

193

1949
新 中 国
地 方 中 草 药
文 献 研 究
（1949—1979年）
1979

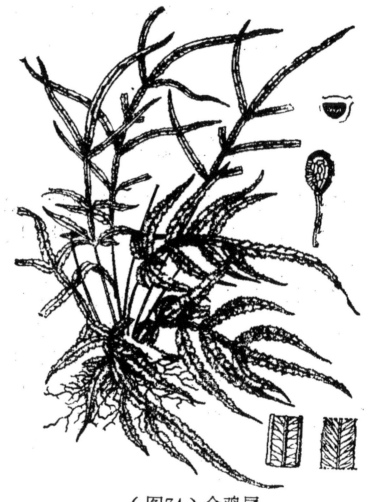

（图74）金鸡尾

山区一带。

　　采集加工：四季采收，洗净，晒干备用。

　　194

性味功能：淡，凉。清热利湿，凉血止血，解毒。

主治：咳嗽咯血，淋浊，带下，菌痢，肠炎，黄疸，咽喉肿痛，腮腺炎，劳伤跌损。

用量：鲜品1～2两，干品0.5～1两。

配伍：配前胡、车前草、三颗针治咳嗽咯血；配龙胆草、金钱草、甘草治淋浊，白带，黄疸；配马齿苋、木香治菌痢，肠炎；配菊花、紫花地丁、三匹风治咽喉肿痛，腮腺炎；配三角风、五加皮、铁足板等治劳伤跌损。

扁 担 叶

来源：为石蒜科文殊兰属植物文殊兰 Crinum asiaticum L. 的叶。

形态简述：多年生草本，全株高达1米。鳞茎园柱形，叶宽大，肉质，鲜绿色，数叶丛生，反卷，下垂。夏日叶腋抽出肉质花茎，顶端着生十余朵白色花，成多岐聚伞花序。

195

1949
新中国
地方中草药
文献研究
(1949—1979年)
1979

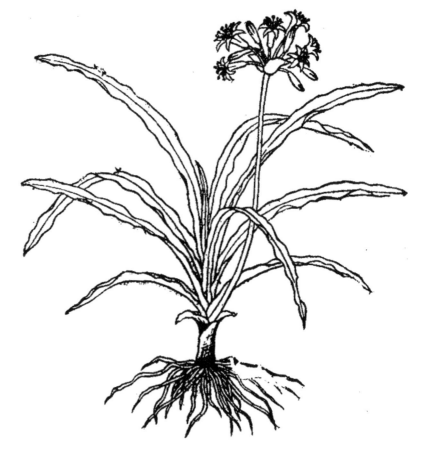

（图75）扁担叶

多为栽培，亦有少数野生于暖地沟边，多分布于丘陵区。（图75）

采集加工：四季采集，鲜用，

196

性味功能：淡，凉。清热解毒。

主治：扁桃腺炎，恶疮肿毒。

用量：2～4钱，外用适量。

配伍：配银花藤、山豆根、射干、大力、甘草治扁桃腺炎；配铧头草、三匹风捣绒外敷治恶疮肿毒。

佛 顶 珠

来源：为报春花科点地梅属植物点地梅 Androsace saxifragaefolia Bunge. 的全草。

形态简述：一年生草本，全株被细柔毛。叶根出，丛生，莲座状，平铺地面，近园形，边缘具园齿。春日开白色小花，成顶生聚伞花序，花梗甚长，花萼在开花后增多并成星状开展。蒴果扁园形，位于宿萼上。（图76）

采集加工：四至五月采集全草，洗净，晒干备用。

性味功能：微苦、辛，寒。清热，解毒。

主治：咽喉肿痛，火眼，牙痛，痔疮下血，

197

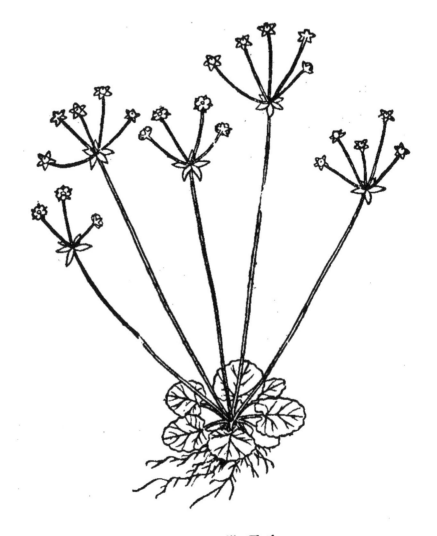

（图76）佛顶珠

疮痈肿毒.

198

用量：3～5钱。

配伍：配挖耳草、大力子治咽喉肿痛；配菊花、薄荷、夏枯草治火眼；配虎筋草治牙痛；配雀不站根、辰砂草治痔疮下血；配蒲公英、野菊花治疮痈肿毒。

算 盘 树

来源：为大戟科算盘子属植物算盘子 Glochidion puterum（L.）Hutch. 的果实，其根也供药用。

形态简述：落叶灌木。小枝密被灰色或棕色细柔毛。单叶互生，具短柔毛，叶矩园形至矩园状椭园形，全缘，叶面青绿色至灰绿色，叶背密生短毛，叶柄短，具柔毛。夏秋开黄绿色小花，单生数朵或簇生于叶腋，雌雄同株。蒴果扁球形，状如"算盘子"。

多生于坡地灌丛中，低山区、丘陵区有分布。（图77）

采集加工：夏秋采果，冬季挖根，洗净，晒

1949

新 中 国
地 方 中 草 药
文 献 研 究
(1949—1979年)

1979

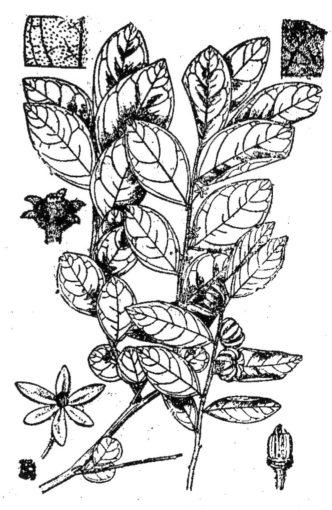

（图77）算盘树

干备用或鲜用。

性味功能：果,根均苦,寒，有小毒。清热解毒，止血。

主治：咽喉肿痛，牙痛，狂犬病，吐血，鼻衄。

用量：根1～2两，果3～5钱。

配伍：配三匹风、荆芥、蒲公英、满天星治咽喉肿痛；配苍耳、僵蚕、蜂房、南瓜根治风火牙痛；配苦荞头、车前草、丝茅根、挖耳草根、铧头草、大枣酒水各半煎服，治狂犬病初起；配丝茅根、大蓟、小蓟治吐血，鼻衄。

挖 耳 草

来源：为菊科天名精属植物杓儿菜 Car-Pesium eurnuum L. 及天名精 C. abrotanoides L. 的全草。

形态简述：杓儿菜——二年生草本，高40～90厘米，分枝稀疏，全株密被白色柔毛。单叶互生,叶三型；根出叶阔大,花时脱落，茎下部叶

201

1949

新 中 国
地方中草药
文 献 研 究
(1949—1979年)

1979

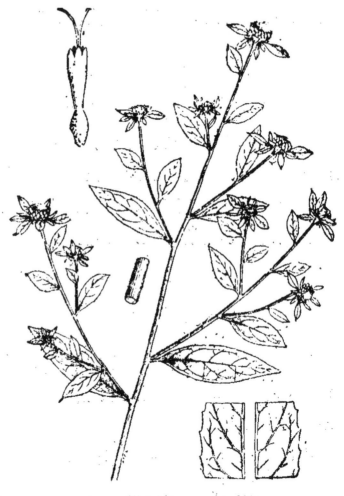

（图78）挖耳草

202

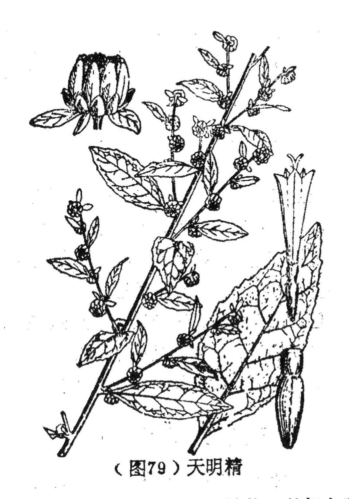

（图79）天明精

长椭园形，边缘有小锯齿或浅波状，基部急狭下延成柄；茎上部叶变小为广披针形，边缘具浅齿。秋季开花，兰状花序，下垂，形似挖耳，单生。（图78）

203

1949

新 中 国
地 方 中 草 药
文 献 研 究
(1949—1979年)

1979

天名精——与上种主要区别是：背脉突出，茎上的毛较多，每个叶腋均生有一兰状花序。（图79）

生于原野、坡地、河岸及沟边草丛中，各地均有分布。

采集加工：八至九月采集，晒干备用。

性味功能：苦、辛，寒，有小毒。清热解毒。

主治：疥疮，湿疹，癣癫，咽喉肿痛，疟疾。

用量：3～5钱，外用适量。

配伍：配八角枫、五朵云、蛇倒退煎水薰洗，治皮肤疮癣；单用鲜品捣汁和醋滴喉，治咽喉肿痛；配青蒿、威灵仙、臭黄荆治疟疾。

干油菜（野荣子）

来源：为十字花科干油菜属植物干油菜 Roripa montana（Wall.）Small 的全草。

形态简述：一年生草本。根出叶辐射状丛生，有柄，常成大头羽状分裂，下部叶分裂较少，上部叶几近全缘。春夏季开多数黄色小花，

204

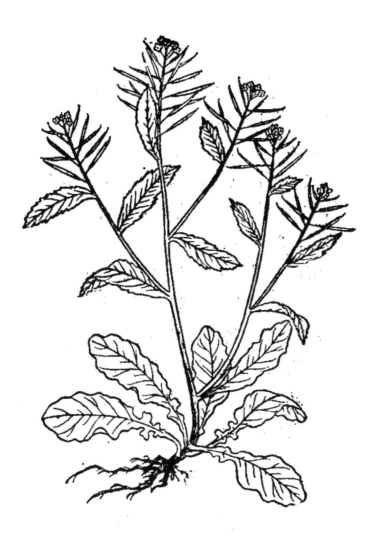

（图80）干油菜

205

1949

新 中 国
地方中草药
文 献 研 究
(1949—1979年)

1979

十字花冠，长角果细线形。

多生于原野、坡地、路边、园圃，为常见杂草，各地均有分布。（图80）

采集加工：随用随采，洗净入药，也可于九至十一月采收，洗净，阴干备用。

性味功能：苦、辛，凉。清热解毒，化痰止咳。

主治：感冒发烧，咽喉肿痛，肺热咳嗽，肝炎，急性风湿关节炎，疔疮，痈疖。

用量：3～5钱。

配伍：配茵陈、水苋菜治肝炎；配菊花、薄荷、苍耳治感冒发烧；配大力子、三匹风治咽喉肿痛；配臭牡丹根、前胡、三颗针治肺热咳嗽；配板兰根、舒筋草、桑枝治急性风湿性关节炎；配车前草治肾炎；配蒲公英、三匹风捣绒外敷疔疮、痈疖。

野万年青

来源：为爵床科爵床属植物 爵 床 Justica procumbens L.的全草。

206

形态简述：一年生草本。茎方形，绿色，有毛，节微膨大。单叶对生，卵形至广披针形，具细毛。夏秋间枝顶及叶腋抽生多数淡紫红色唇形小花，成穗状花序，下唇大，三裂，具红紫斑点。

多生于润湿肥沃的荒地、沟边、田边及庭院周围，分布于低山区以下。（图81）

采集加工：七至十月开花时采集，洗净，晒干，切段备用。

性味功能：淡，凉。清热解毒，利尿消肿，活血止痛。

主治：感冒发烧，咳嗽，喉痛，疔疮痈肿，肾炎，肝炎，疟疾；鲜草捣绒外敷，治跌打损伤。

用量：干品0.5～1两，外用适量。

配伍：配前胡、薄荷、桑叶治感冒发热，咳嗽；配蒲公英、板兰根、三匹风治喉痛；配玉米须、侧耳根治肾炎；配茵陈、水苋菜、谷芽、甘草治肝炎；配青蒿、柴胡、青皮、麦芽治疟疾。

207

1949

新 中 国
地 方 中 草 药
文 献 研 究
(1949—1979年)

1979

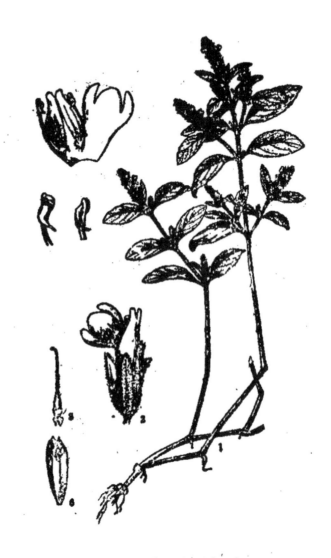

（图81）野万年青

208

馬勃（馬皮包、灰包子）

来源：为马勃科马勃属植物埃蕈Lycoperdon gemmatum Batsch。及马勃L. nipponica）Kawam。）Y.Kobayasi ex Y.Asahina的子实体。

形态简述：埃蕈——腐生菌类。子实体小，全体呈倒葫芦形，上部扁园形，带柄，直径2～10厘米左右，表面白色至淡褐色，有粗皱纹，子实体中充满白色海绵状子实层，成熟后外表逐渐变深褐色，子实体亦变为深褐色，内含多数褐色至黑色小孢子，顶端开裂后散出。（图82）

马勃——与上种主要区别是：全体近园形，无柄。（图83）

多生于较阴湿的坡地或山间林下，多分布于山区。

采集加工：六至八月采收，未成熟者称"白马勃"，成熟者称"灰马勃"，采后晒干备用。

性味功能：辛，平。清热解毒，止血。

主治：咳嗽失音，咽喉肿痛，咯血及衄血等

1949

新 中 国
地 方 中 草 药
文 献 研 究
(1949—1979年)

1979

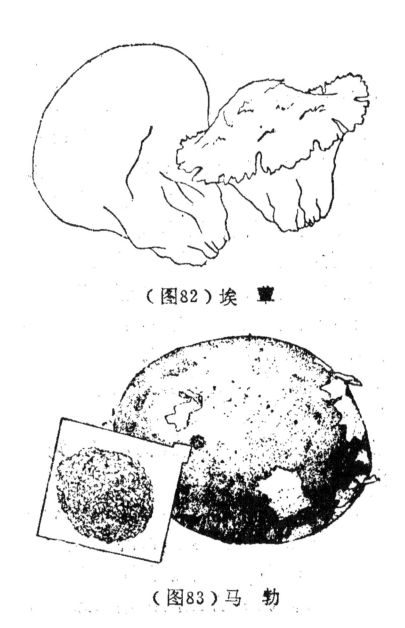

（图82）埃 蕈

（图83）马 勃

210

症。用其粉撒布伤口，治外伤出血。

用量：1～3钱，外用适量。

配伍：配大力子、蝉蜕、牛毛毡、前胡、甘草治咳嗽失音；配三匹风、银花、大力、甘草治咽喉肿痛；配旱莲草、丝茅根、竹叶心、荷叶治咯血，衄血。

土 知 母

来源：为鸢尾科鸢尾属植物玉蝉花 Iri〕 kaempferi Sieb. 的根茎。

形态简述：多年生草本，高达1米许。块茎常膨大成纺垂形并往往数个相连。单叶剑形，互生，二列，全缘，青绿色。夏日开数朵兰紫色花，成顶生聚伞花序。

多生于润湿的坡地及路边草丛中或水边，低山区一带有分布。（图84）

采集加工：夏秋采挖，除去茎叶及须根，晒干备用。

性味功能：苦、辛，寒，有小毒。清热解毒，活血祛淤。

211

1949

新 中 国
地方中草药
文 献 研 究
(1949—1979年)

1979

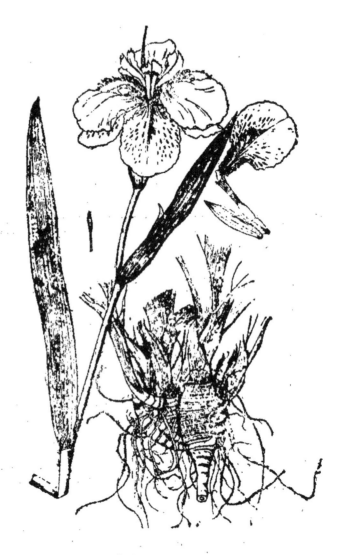

（图84）土知母

212

主治：咽喉肿痛，闭经。

用量：3～4钱。

配伍：配大力子、三四风、甘草治咽喉肿痛；配香附、当归、牛膝治闭经。

禁忌：孕妇忌服。

母猪藤（野葡萄）

来源：为葡萄科葡萄属植物母猪藤（拟）Vitis thunbergii Sieb. et Zucc. 的全草。

形态简述：为蔓生小灌木或细长藤本。小枝幼时有角棱及锈色绒毛，茎皮不具皮孔，呈长裂片状剥落。单叶互生，心形，三裂，具不整齐锯齿，叶面绿色无毛，叶背淡绿色，具毛，幼嫩时带褐色，卷须与叶对生，先端二歧。夏末与叶对生花轴，开多数淡黄绿色小花，成复总状花序。

生于灌木丛中或草丛中，山区常见。（图85）

采集加工：七至十月采集，洗净，晒干备用。

1949

新 中 国
地方中草药
文 献 研 究
(1949—1979年)

1979

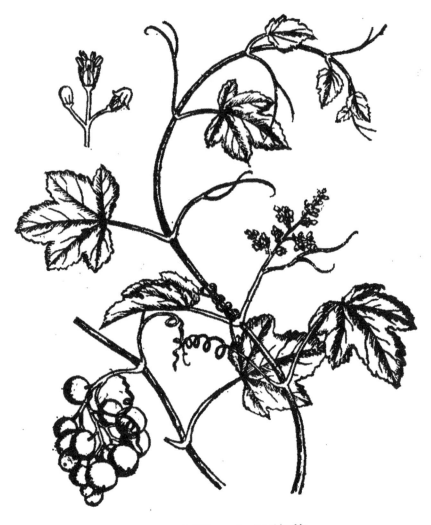

（图85）母猪藤

214

性味功能：辛、甘，平。清热解毒，利尿，活血，消痈。

主治：尿血，喉痛，跌打损伤，疮痈，蛇、虫咬伤。

用量：0.5～1两。

配伍：配何首乌、一支箭炖肉吃治九子烂痒；单用本品煎服，可治尿血，喉痛；捣汁服治跌打损伤；鲜草捣绒外敷，治疮痈、蛇、虫咬伤。

铁 马 鞭

来源：为马鞭草科马鞭草属植物马鞭草Verbena officinalis L. 的全草。

形态简述：多年生草本，高40～90厘米。茎四方形，绿色，疏生白色硬毛。单叶对生，叶柄不明显，叶片长方形，先端尖，叶片分裂不一，多数三深裂，亦有深裂至中肋，但亦有浅裂的，边缘有锯齿，叶两面均具白色硬毛，叶脉明显。夏季开兰紫色小花，成总状花序。

215

1949

新　中　国
地方中草药
文　献　研　究
(1949—1979年)

1979

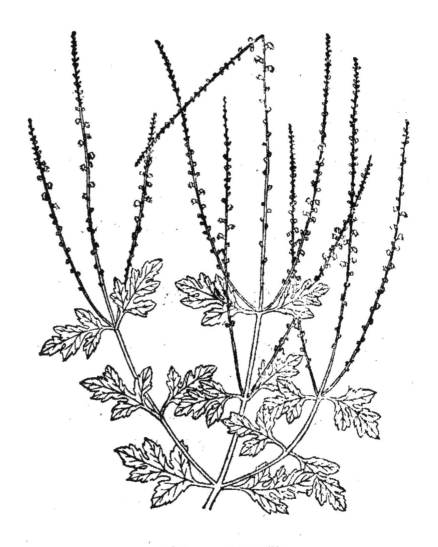

（图66）铁马鞭

216

多生于原野、沟边、路旁、坡地，各地均有分布。（图86）

采集加工：夏季采集，晒干备用。

性味功能：苦，寒。清热解毒，利尿通淋，活血祛瘀。

主治：湿热痢疾，急性肝炎，肾炎水肿，白带，跌打损伤。

用量：0.5～1两。

配伍：配小马蹄草、泥鳅串、马齿苋、水黄连治湿热痢疾；配虎杖、满天星、金钱草、茵陈、甘草治肝炎；配龙胆草、车前草、丝茅根、甘草治肾炎水肿；配昏鸡头、臭牡丹根、仙茅炖鸡服治脾虚白带；配竹根七、红牛膝、石泽兰、石枣子泡酒服治跌打损伤。

半枝莲（赶山鞭）

来源：为唇形科黄芩属植物并头草 Scutellaria rivularis Wall. 的全草。

217

1949

新　中　国
地 方 中 草 药
文　献　研　究
(1949—1979年)

1979

形态简述：一年生草本，高20～40厘米。根黄色。茎方形，绿色。单叶对生，三角状卵形或卵园形，下部叶片较大，向上渐变小，叶面绿色，叶背深绿色，二面均生有短毛和鳞片，叶缘疏生不规则钝齿，叶柄极短，有翅。春夏之际枝顶着生多数兰色或淡兰色唇形花，二朵对生，组成总状花序或再组成园锥花丛，小花偏向一侧，花冠花后闭合。

多生于湿润肥沃的沟边、田边、庭院周围，分布于丘陵区一带。（图87）

采集加工：春末采集，洗净，晒干备用。

性味功能：苦、辛，平。清热解毒，活血散淤。

主治：阑尾炎，肝炎，跌打损伤，胃癌，子宫颈癌，食道癌。

用量：0·5～1两。

配伍：配鬼针草、野菊花、银花、三颗针、甘草治阑尾炎；配小马蹄草、夏枯草、水苋菜、甘草治肝炎；配牛马藤、八角枫、水当归泡酒服，治跌打损伤；配石打穿、排风藤、三匹风治癌症初起。

218

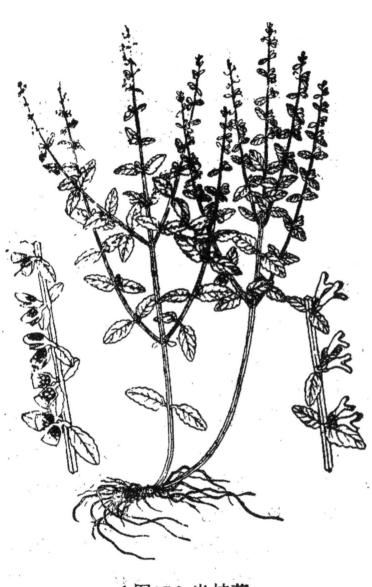

（图87）半枝莲

219

1949
新中国
地方中草药
文献研究
(1949—1979年)
1979

散 血 草

来源：为唇形科筋骨草属植物筋骨草 Ajuga decumbens Thunb. 的全草。

形态简述：多年生草本，匍匐或半直立，分枝多，全体疏生长毛。茎方形，绿色至紫红色。单叶对生，卵形或长椭园形，边缘呈不规则的深波状，叶面绿色，叶背淡紫色。夏日开淡紫色唇形小花，数花轮生近似穗状花序。

喜生于阴湿而肥沃的原野、路旁、林边及沟边，各地均有分布。（图88）

采集加工：夏秋采集，晒干备用。

性味功能：苦，寒。清热解毒，活血行淤。

主治：肺热咯血，扁桃体炎，目赤肿痛，跌打扭伤，痛经，外敷疮痛，并搽小儿白秃。

用量：3～5钱。

配伍：配丝茅根、旱莲草治咳血、吐血，鲜品煮豆腐，取汁内服，治扁桃腺炎；配水当归、茜草、接骨木、土三七、石枣子泡酒服，治跌打损伤。

220

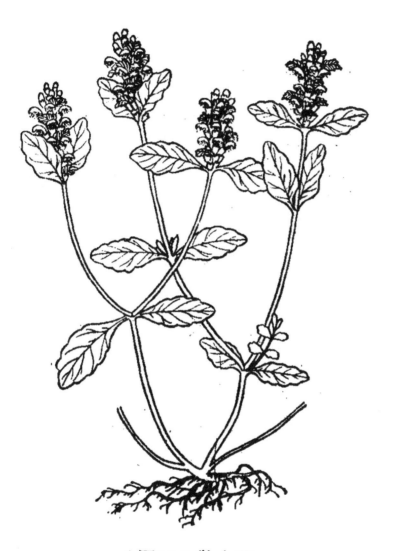

（图88）散血草

221

1949
新 中 国
地方中草药
文 献 研 究
(1949—1979年)
1979

虎筋草（三叶人字草）

来源：为豆科鸡眼草属植物长萼鸡眼草 Kummerowia stiata Makino. 的全草。

形态简述：多年生草本，全株直立或倾斜。老茎光滑无毛，幼枝及幼叶上有白毛。三出复叶，中间小叶较大，小叶广倒卵形，羽状叶脉排列整齐，托叶卵形，宿存。秋日开紫色或带黄色蝶形花，1～2朵生于叶腋。荚果卵形至园形，含一粒种子。

多生于草坡、荒地、地边，分布于低山区一带。（图89）

采集加工：秋季采集，洗净，晒干备用。

性味功能：淡，寒。清热解毒，利尿，止泻。

主治：风热感冒，痈疽肿毒，火淋，风火牙痛，目赤肿痛，肠炎，菌痢。

用量：0.5～1两。

配伍：配菊花、薄荷、桑叶治风热感冒；配菊花、金银花、荆芥、蒲公英治痈疽肿毒，火眼，

222

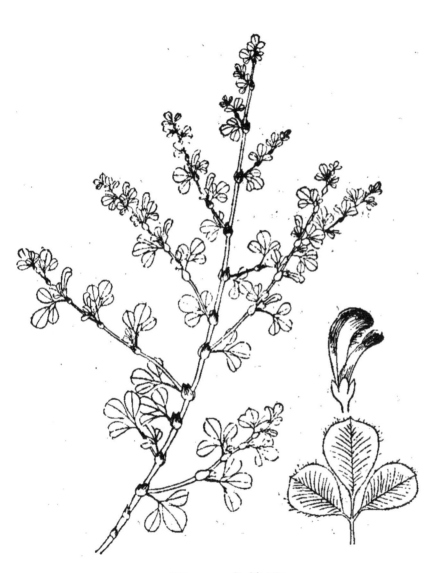

（图89）虎筋草

223

1949
新 中 国
地 方 中 草 药
文 献 研 究
(1949—1979年)
1979

风火牙痛；配车前草、三颗针、地肤子治火淋；
配清明菜、六合草治肠炎，菌痢。

叶下珠（夜合珍珠）

来源：为大戟科叶下珠属植物叶下珠 Phyllanthus urinaria L. 的全草。

形态简述：一年生草本，高约20～35厘米。茎通常带红赭色，光滑无毛。单叶长椭园形，互生近似对生，叶面深绿色，叶背灰白色或带浅红晕，叶柄极短。夏日叶腋开花，雌雄同株，雄花缺花被，2～3朵簇生，雌花单生。蒴果扁园形，无柄，内含种子六粒。

多生于田边、路旁，为常见杂草，低山区以下多见。（图90）

采集加工：八月采集，晒干入药或鲜用。

性味功能：微苦，寒。清肝明目，解毒，利尿。

主治：风火赤眼，肠炎，菌痢，肾炎浮肿。

224

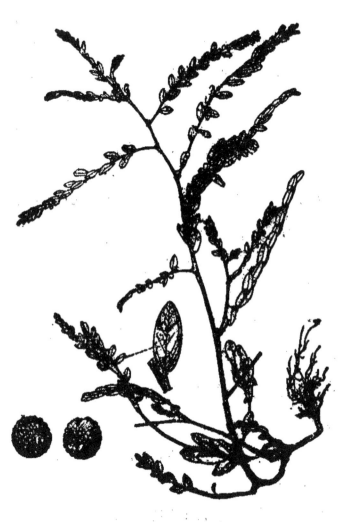

（图90）叶下珠

225

1949

新 中 国
地 方 中 草 药
文 献 研 究
(1949—1979年)

1979

用量：0.5～1两。

配伍：配菊花、夏枯草、甘草、薄荷治风火赤眼；配六合草、清明菜治肠炎，菌痢；配车前草、包谷须、大枣治肾炎浮肿。

马 齿 苋

来源：为马齿苋科马齿苋属植物马齿苋 Portu'aca oleracea L. 的全草。

形态简述：一年生草本，全株肥厚多汁，光滑无毛。茎平卧或半直立，分枝多，淡绿或紫红色。叶倒卵形、长方形或匙形，绿色或微带暗紫红色。夏日枝顶的叶腋开淡黄色小花，三朵或更多朵成簇生状，通常在上午开花。蒴果园柱状，盖裂。

多生于湿润肥沃的田坎、荒地、路边，低山区以下常见。

采集加工：夏季采集，洗净，晒干备用或鲜用。

226

性味功能：酸，寒。清热解毒。

主治：菌痢，脚气，百日咳，痔疮出血，乳痈。

用量：0.5～1两，外用适量。

配伍：配六合草治菌痢；配陈皮、木瓜、米糠治脚气；配五朵云、三颗针、甘草治百日咳；配旱莲草、地榆、丝茅根治痔疮出血；单用本品捣绒酒炒外敷乳痈。

玉　簪

来源：为百合科玉簪属植物玉簪 Hosta plantaginea Aschers. 及紫萼 H. ventricosa Stearn. 的根茎。

形态简述：玉簪——又名白玉簪，多年生草本，高约40～60厘米。单叶丛生，有长柄，卵状心脏形，叶面有光泽，侧脉10对明显。花茎从叶丛中抽出，高约50厘米，先端开多数白花，成总状花序。（图91）

紫萼——又名紫玉簪，与玉簪主要区别是：

227

1949

新　中　国
地方中草药
文　献　研　究
(1949—1979年)

1979

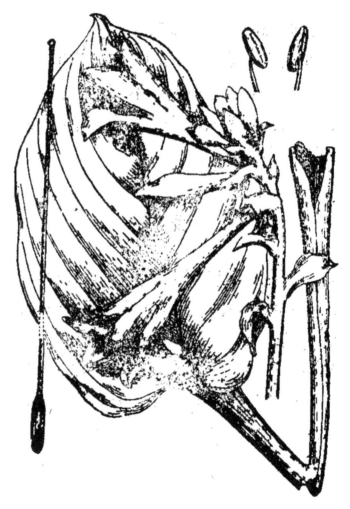

（图91）玉　簪

228

叶比较小，侧脉约七对，花淡紫色。

通常栽培供观赏，亦有半野生的，各地均有分布。

采集加工：四季可采集，洗净，晒干备用。

性味功能：辛、甘，寒，有小毒。清热解毒，利湿。

主治：咽喉红肿，牙龈肿痛，痈疽，瘰疬，乳痈，白带等。

用量：0.5～1两。

配伍：配菊花叶，蒲公英共捣绒外敷，治痈肿；配知母、地骨皮、水灯心、丝茅根、板兰根、芦竹根治咽喉红肿及牙龈肿痛；配三白草根、白鸡冠花、胭脂花根、木槿根、昏鸡头炖母鸡加白糖服，治湿热带下；单用紫玉簪头捣绒外敷，治瘰疬。

鬼针草（鬼毛针）

来源：为菊科鬼针草属植物鬼针草 Bldens pilosa L.的全草。

1949
新 中 国
地 方 中 草 药
文 献 研 究
(1949—1979年)
1979

形态简述：一年生直立草本。茎具四棱。中部叶对生，通常为三出二回羽状复叶，边缘不整齐羽裂，裂片边缘具锯齿，上部叶对生或互生，三裂或不裂，线状披针形。秋日开花，为兰状花序，边缘舌状花黄色或白色，中间管状花为黄褐色。瘦果具四棱，顶具针状硬刺 2～4 枚。

多生于原野、路旁、田间，各地均有分布。（图92）

采集加工：九至十一月采集，洗去泥沙，晒干备用或鲜用。

性味功能：甘、淡，微寒。清热解毒。

主治：咽喉肿痛，阑尾炎，肠炎腹泻，肺炎，鼻炎，小儿惊风，痔疮，鲜品捣绒外敷，治毒蛇咬伤，慢性溃疡。

用量：0.5～1两，外用适量。

配伍：配三匹风、大力子、蝉蜕治咽喉肿痛；配山萝苣、金银花、三颗针、丝瓜络治阑尾炎；配马齿苋、六合草治肠炎腹泻；配苍耳子、白芷、土苓、甘草、侧耳根治鼻炎；配竹黄、钩

230

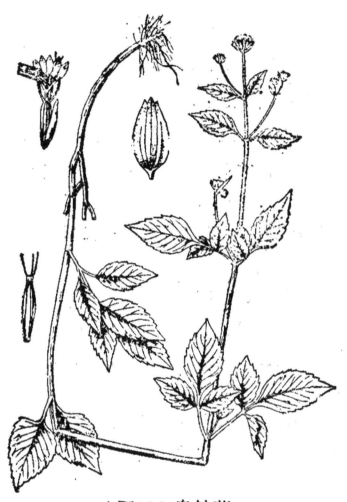

（图92）鬼针草

藤、龙胆草、菊花、麦冬、甘草治小儿惊风；配
知母、丹皮、车前草治痔疮。

231

1949

新 中 国
地 方 中 草 药
文 献 研 究
(1949—1979年)

1979

天 泡 子

来源：为茄科酸浆属植物黄姑娘 Physalis minima L. 的全草。

形态简述：一年生草本，全株高约30～50厘米，多分枝，通常平卧或斜伸。单叶互生，卵形至长园形，边缘有不规则锯齿或全缘。夏日开淡绿色花，单生于叶腋，直径0.5～0.8厘米，花萼在结果时为黄色。

生于原野、荒坡，为常见的杂草，低山区以下常见。（图93）

采集加工：六至七月采集，洗净，晒干备用或鲜用。

性味功能：苦，寒。清热解毒，活血祛淤，利湿。

主治：黄疸，火淋，咳嗽气喘，盆腔炎，痛经，跌打损伤。

用量：2～4钱。

配伍：配茵陈、黄芩、玉米须、金钱草、大枣治黄疸型肝炎，胆囊炎，火淋；配黄芩、桑白

232

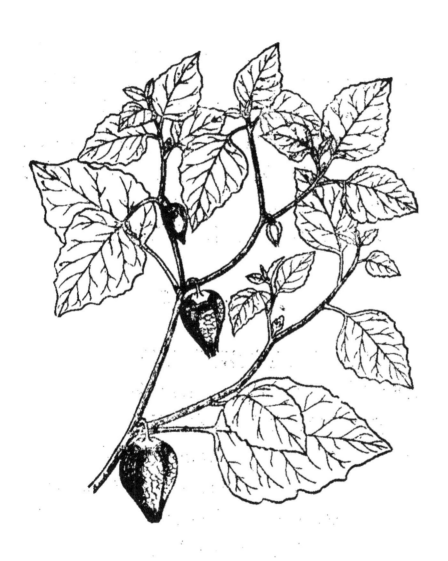

（图93）天泡子

233

1949

新　中　国
地方中草药
文献研究
(1949—1979年)

1979

皮、前胡、苏子治肺热喘咳；配排风藤、鬼针草、野棉花根治盆腔炎；配香附、当归、益母草治痛经；配接骨木、丝瓜络泡酒服治跌打损伤。

备注： 1.同属植物红姑娘P. alkekengi L.与黄姑娘主要区别是：植株高可达1米，花白色，直径约1.5～2厘米，宿萼红色。习惯上认为比黄姑娘效力更强。

2. 本品有坠胎作用，孕妇忌服。

八 爪 金 龙

来源： 为紫金牛科硃砂根属植物百两金 Ardisia henryi Hemsl. 的根及根茎。

形态简述： 常绿半灌木，高可达一米。根淡紫棕色，内面淡红色，支根多，长而坚实。茎通常不分枝或在茎梢部分枝。单叶互生，茎梢部的叶着生较密，披针形至广披针形，略呈革质，全缘或略有微波，叶面顶端有小型黑褐色腺点。夏日开多数淡紫红色花，成顶生伞房花序。

234

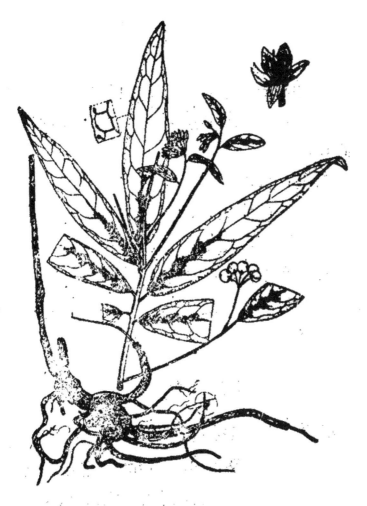

（图94）八爪金龙

多生于林下或谷地，低山区一带有分布。
（图94）

235

1949
新 中 国
地 方 中 草 药
文 献 研 究
(1949—1979年)
1979

采集加工：全年可采，洗净，晒干备用或鲜用。

性味功能：苦，平。清热解毒，祛风除湿。

主治：咽喉肿痛，疮痈肿毒，跌打损伤，风湿骨痛。

用量：0.5～1两。

配伍：配大力子、三匹风、银花、甘草、芦根治咽喉肿痛；配辰砂草、苏叶、荆芥、葱白、甘草治风寒感冒、咳痰不利；配八角枫、五加皮治风湿骨痛；鲜叶配三匹风捣绒外敷疮痈肿毒，跌打损伤。

钓　鱼　竿

来源：为玄参科腹水草属植物毛脉腹水草 Botryopleuron renosum Hemsl. 宽叶腹水草 B. latifolium Hemsl. 长穗腹水草 B. stenostachyum Hemsl. 的全草。

形态简述：毛脉腹水草——多年生草本。茎细长，有棱，疏被短毛。单叶互生，柄短，叶片

236

卵园形至披针形，边缘有浅锯齿，叶面深绿色，叶背浅绿色，二面均被短硬毛，中脉尤多。秋日开多数小花，成穗状花序，长1～3厘米。

宽叶腹水草——与毛脉腹水草主要区别是：叶阔卵形，中脉无毛。

长穗腹水草——与毛脉腹水草主要区别是：叶较狭长，中脉无毛，花序长4～6厘米。

多生于润湿的沟谷、林下、坡地及原野草丛中，低山区及丘陵区有分布。（图95）

采集加工：四季采集，晒干备用或鲜用。

性味功能：微苦，凉。清热利湿，解毒。

主治：肺热咳嗽，肝炎，毒蛇咬伤，烫火伤。

用量：0.5～1两。

配伍：配枇杷叶、金钱草、车前草、野麦冬治肺热咳嗽；配虎杖、水苋菜、干油菜、板兰根、大枣治肝炎；配鬼针草捣绒外敷，治毒蛇咬伤；配牛耳大黄捣绒外敷，治烫火伤。

备注：有用本品治晚期血吸虫病腹水，有一定效果。

237

1949

新 中 国
地 方 中 草 药
文 献 研 究
(1949—1979年)

1979

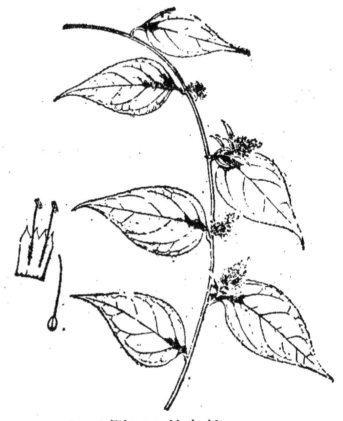

（图95）钩鱼竿

水 苋 菜

来源：为千屈菜科节节菜属植物圆叶节节草 Rotala rotundifolia Koehue. 的全草。

238

形态简述：一年生草本，高 18 ～ 35 厘米。茎细小，肉质，微带红色，稍具棱。单叶对生，无柄或微具短柄，叶片园形或倒卵形，全缘，二面均无毛。春夏之际开多数淡紫红色小花，成顶生穗状花序，常三个花序并列。

多生于河沟边、原野洼地，丘陵平坝区有分布。

采集加工：四季均可采集，洗净，阴干，切段备用或鲜用。

性味功能：淡，凉。清热解毒，利水通淋。

主治：牙龈肿痛，肝炎，痢疾，火淋，疮痈。

用量：0.5～1两，外用适量。

配伍：配玉米须、小马蹄草、大枣治肝炎；配马齿苋、地锦治痢疾；配三颗针、木通、丹皮、生地治牙龈肿痛；配侧耳根、蒲公英捣绒外敷，治疮痈；单用本品煮醪糟服治火淋。

239

1949
新 中 国
地 方 中 草 药
文 献 研 究
(1949—1979年)
1979

律草（拉拉藤）

来源：为桑科律草属植物律草 Humulus japonicus Sieb. et Zucc. 的全草.

形态简述：多年生草本，常攀附于树木或竹篱上或伏地生长。茎绿色或红色，有棱，棱脊上有小凸起，其上形成倒钩刺。单叶对生，掌状深裂，叶柄细长。夏日开花，雌雄异株，雄花序为园锥花序，顶生及腋生，雌花序为短穗状，仅为腋生。

多生于荒坡、草丛、岩壁、河沟边，庭院周围亦有生长，各地均有分布。（图96）

采集加工：六至九月采收，洗净，晒干，切段备用。

性味功能：甘、苦，寒。清热解毒，利尿，健胃。

主治：淋浊尿血，膀胱结石，疝气，消化不良，腹泻；捣绒外敷治毒蛇咬伤，疮痈肿毒。

240

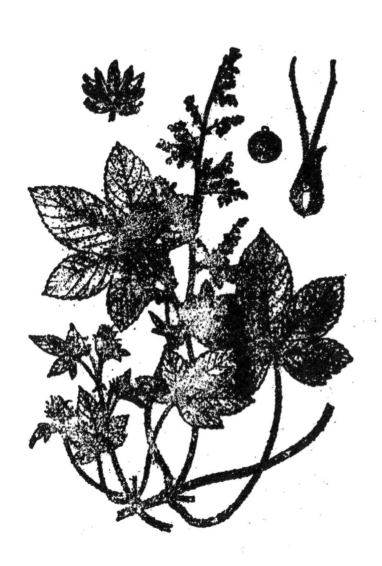

（图96）律 草

241

1949
新　中　国
地 方 中 草 药
文 献 研 究
(1949—1979年)
1979

用量：0.5～1两，外用适量。

配伍：配丝茅根、旱莲草、石苇治淋浊尿血；配金钱草、海金沙治膀胱结石；配桔核、白芨、鸡肾草治疝气；配麦芽、车前草、三颗针治消化不良，腹泻。

龙　葵

来源：为茄科茄属植物龙葵Solanum nigrum L.的全草。

形态简述：一年生草本，高30～60厘米。茎略具棱，多分枝。单叶互生，卵圆形，边缘有波状疏锯齿，基部下延。秋季开白色花，常4～10朵簇生于茎节上，成伞形花序，具花梗。浆果球形，熟时黑色。

多生于园圃、路边、原野、竹林下，各地均有分布。（图97）

采集加工：十至十一月采集，洗净，阴干备用或鲜用。

242

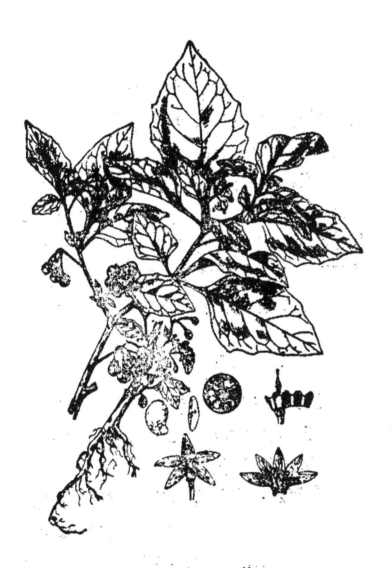

（图97）龙 葵

213

1949

新　中　国
地 方 中 草 药
文 献 研 究
(1949—1979年)

1979

性味功能：苦、辛，寒，有小毒。清热解毒，利尿，醒睡。

主治：感冒发热，咽喉肿痛，肺热咳嗽，淋浊，白带，神倦思睡，疮痈肿毒。

用量：2～3钱，外用适量。

配伍：配薄荷、菊花、桑叶治感冒发热；配大力子、马勃、银花、牛膝治咽喉肿痛；配前胡、大力子、三颗针、臭牡丹根治肺热咳嗽；配龙胆草、四瓣草、昏鸡头治湿热白带，淋浊；配甘草治神倦思睡；配蒲公英捣绒外敷，治疮痈肿毒。

叶 上 珠

来源：为山茱萸科青荚叶属植物中华青荚叶 Helwingia chinensis Batalin 及青荚叶 H. japonica Willd. 的叶。

形态简述：中华青荚叶——灌木或小乔木。单叶互生，革质，线状披针形至长椭园形，先端长渐尖，边缘有细锯齿。春日开花，雌雄异株，雌花单生于叶面中脉，雄花8～20朵成伞形花

244

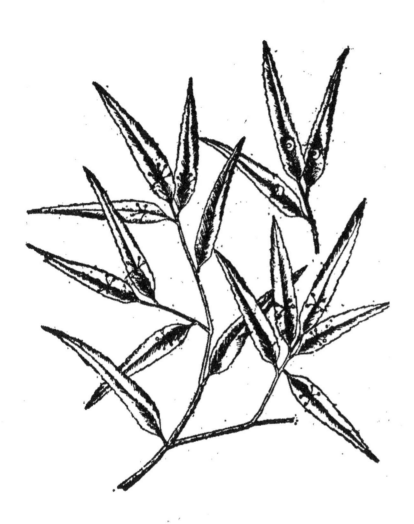

（图98）叶上珠

245

1949
新 中 国
地 方 中 草 药
文 献 研 究
(1949—1979年)
1979

序生于叶面。（图98）

青荚叶——与上种主要区别是：叶卵园形卵状椭园形，雌花1～3朵生于叶面中脉。

多生于路旁、林下，分布于山区。

采集加工：夏季叶正茂时采集，晒干备用或鲜用。

性味功能：苦，平。收敛止血，清热解毒。

主治：久痢久泻，便血，胎动不安；鲜品捣绒外敷治下肢溃疡，骨折，毒蛇咬伤。

用量：0.4～1两。

配伍：配三颗针、白头翁、甘草治久痢久泻；配地榆、生地、刺揪树根皮治便血；配当归、艾叶、桑寄生、续断、甘草治胎动不安；配铁线草、蒲公英治下肢溃疡；配土三七、酸酸草治骨折；配一支箭、鬼针草治毒蛇咬伤。

九子连环草

来源：为兰科虾脊兰属植物虾脊兰 Calanthe discolor. Lindl. 的全草。

246

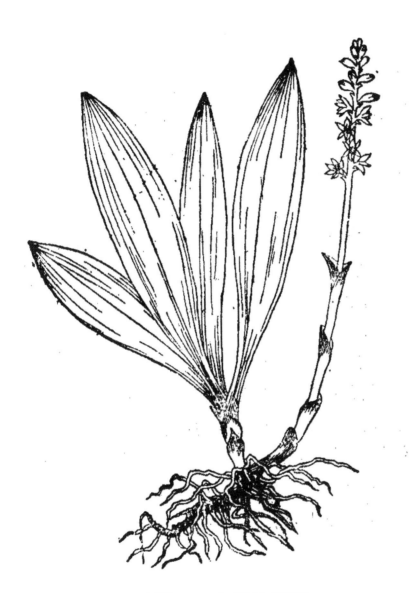

（图99）九子连环草

247

1949

新 中 国
地 方 中 草 药
文 献 研 究
(1949—1979年)

1979

形态简述：多年生草本，地下茎呈假鳞茎状。叶披针状长椭园形，先端尖，下部变窄，相互抱合。夏初抽花茎，着生数花，外花被紫褐色，内花被淡紫色至紫红色，总状花序。蒴果长椭园形，下垂。

多生于中山区的林中。（图99）

采集加工：夏、秋采集，洗净，晒干备用。

性味功能：辛，平。活血行淤，消痈散结。

主治：跌打损伤，风湿骨痛，瘰疬结核，疮痈肿毒。

用量：0.5～1两。

配伍：配石枣子、搬倒甑、九牛造、竹根七、泡酒内服外擦，治跌打损伤；配伸筋草、刺五甲、威灵仙、舒筋草治风湿骨痛；配夏枯草、何首乌、山当归治瘰疬结核；配野菊花、银花藤、水苋菜、母猪藤、铧头草治疮痈肿毒。

248

（五）清热解暑药

青　蒿

来源：为菊科黄蒿属植物青蒿 Artemisia apiaced Hance. 的全草。

形态简述：一年生或二年生草本，高约40～150厘米，全株光滑无毛，具特异气味。叶互生，绿色，二回羽状全裂，下部叶在花时不存。夏日开花，多个兰状花序组成大形总状园锥花序，兰状花序半球形，直径5～6毫米。

多生于较瘦瘠干燥的原野、坡地、路边，各地均有分布。（图100）

采集加工：夏秋季采集，阴干备用。

性味功能：苦，寒。清热解暑,凉血,退蒸。

主治：骨蒸潮热，吐血，暑天外感风热，烦渴。

用量：内服3～5钱，外用适量。

1949

新 中 国
地 方 中 草 药
文 献 研 究
(1949—1979年)

1979

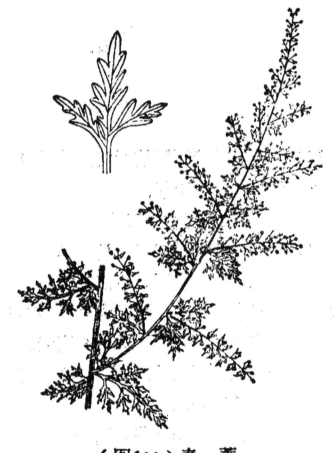

〈图100〉青 蒿

配伍：配齐头蒿、狗地芽、白薇治骨蒸痨热；配白芨、丝茅根、仙鹤草治肺热吐血，衄血；配水荆芥、荷叶、薄荷等治暑天外感风热；

250

配剪耳花为末，治外伤出血。

备注：同属植物黄蒿 A.annua L. 亦与青蒿混用，其功效不同，不能混用。主要区别是：黄蒿为一年生草本，三回羽状复叶，秋日开花，兰状花序球形，直径1.5～2毫米。

香　茹

来源：为唇形科香茹属植物香茹　Elsholtzia patrinj Garcke的全草。

形态简述：一年生草本，高20～60厘米，具特异气味。茎多分枝，四方形，疏生软卷毛。叶对生，有柄，长卵形，边缘有锯齿，叶两面密生腺点，秋日枝梢抽出细长花穗，由多数红色或紫色小花组成，花侧向一方。

多生于林间草坡、路边、园圃，为常见杂草，各地均有分布。（图101）

采集加工：八至九月采集带花全草，洗净，晒干，切碎入药。

1949

新　中　国
地方中草药
文　献　研　究
(1949—1979年)

1979

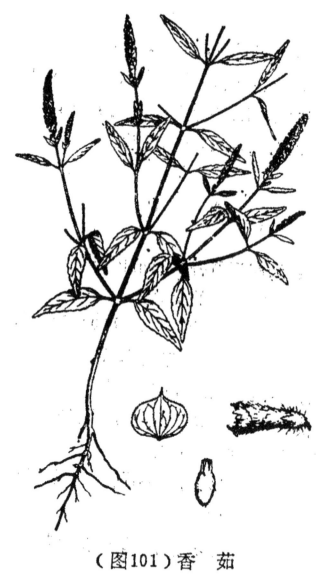

（图101）香　茹

252

性味功能：辛，微温。发汗，利尿，祛暑，化湿。

主治：暑天感冒无汗，心烦，头痛身痛，水肿，小便不利，肠炎。

用量：1～3钱，若作散剂每次服0.5～1钱。

配伍：配薄荷、菊花、粉葛、淡竹叶治暑天感冒；配白术、车前草、玉米须治水肿，小便不利；配清明菜、六合草治肠炎。

齐 头 蒿

来源：为菊科艾属植物 牡 蒿 Artemisa japonica Thunb.的全草。

形态简述：灌木状草本，高80～140厘米。茎直立,具细棱沟，近光滑，上部多分枝。营养茎上的叶互生,匙形,顶端园钝，稍成截形；花茎上的叶狭匙形，基部有假托叶，其最上部叶为线形。秋日脓生及顶生多数兰状花序，组成园锥花丛。

253

1949

新 中 国
地 方 中 草 药
文 献 研 究
(1949—1979年)

1979

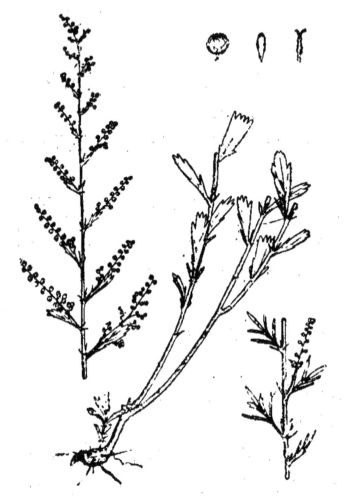

（图102）齐头蒿

多生于向阳稍干燥较贫瘠的路旁、山野、草坡、荒地，各地均有分布。（图102）

254

采集加工：四至五月采集，晒干备用或鲜用。

性味功能：淡，凉。清热，退蒸，解暑，利尿。

主治：虚痨潮热，小便淋漓灼热，肺热咳嗽，伤暑烦渴，虚火牙痛。

用量：鲜品0.5～1两。

配伍：配地骨皮、知母、青蒿、甘草治虚痨潮热；配竹叶心、芦竹根、金钱草治小便淋漓灼热；配前胡、大力子、三颗针、车前草、甘草治肺热咳嗽；配荷叶、丝瓜皮、绿豆、麦冬、慈竹心治伤暑烦渴；配地骨皮、生地、南瓜根治虚火牙痛。

慈 竹 心

来源：为禾本科慈竹属植物慈竹 Sinocalamus affinis (Rendle) Mcclure.的简卷形嫩叶。

采集加工：随用随采。

性味功能：甘淡，微寒，清热解暑，利水通淋。

255

1949
新中国
地方中草药
文献研究
(1949—1979年)
1979

主治：热病或伤暑引起的烦渴，淋浊，小便不利，口舌生疮。

配伍：配菊花、麦冬、青蒿治热病或伤暑所致之烦渴；配龙胆草、木通、车前草治小便不利，口舌生疮；配柳树尖、石苇、海金沙治淋浊。

女 儿 茶

来源：为鼠李科鼠李属植物岩枣 Rhamnus heterophylla Oliv. 的带叶小枝。

形态简述：常绿小灌木，高可达 1.5 米。枝细长，分枝多，幼枝密生短毛。单叶互生，叶的大小和叶形变化较大，通常卵园形、卵园状至长椭园状披针形，边缘疏生细齿，叶柄短，具刺毛状托叶，宿存。秋日开花，花小，1～2朵腋生，花梗极短，被短柔毛。浆果状核果近于球形，成熟时黑色，具种子2～3粒。

多生于向阳坡地灌丛中，分布于山区。（图103）

256

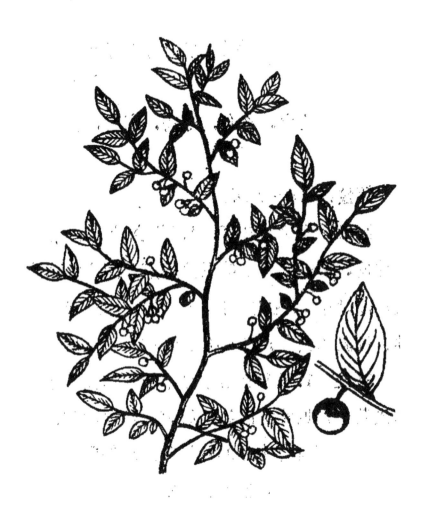

（图103）女儿茶

257

1949

新 中 国
地 方 中 草 药
文 献 研 究
(1949—1979年)

1979

采集加工：四季采集，晒干入药。

性味功能：苦、涩，凉。清热解暑，凉血止血。

主治：吐血，咯血，痔疮，痢疾，崩带，暑月烦渴。

用量：0.5～1两。

配伍：配金娃娃草、茜草治吐血，咯血；配地榆、佛顶珠、雀不站根治痔疮；配六合草治痢疾；配地榆、侧柏叶、甘草治红崩；配玉米须、地锦、续断治白带；配荷叶、青蒿治暑月烦渴。

备注：1.民间有用本品嫩枝叶切段晒干后泡水代茶饮，据称有清热、解暑、除烦功效。

2.民间有将本品鲜嫩枝叶捣绒外敷疮痈、无名肿毒及烫火伤，据称有一定效果。

3.民间有将本品鲜嫩枝叶捣绒外敷毒蛇咬伤，录之以供参考。

258

四、化痰止咳药类

这类药物根据其作用特点可分为"温化寒痰药"、"清化热痰药"两类,临床辨证常将咳嗽分为"肺寒咳嗽"、"肺热咳嗽"两型,而前两类药分别适用于后两个证。

此外,咳嗽如果兼见气喘症状的,则须应用"止咳平喘药"进行治疗。不过,导致气喘的原因则有外感内伤之分,寒热温凉之异,临证时应根据症状,审症求因,重视全面治疗。

(一)温化寒痰药

大肺经草

来源:为伞形科变豆菜属植物肺经草 Sanicula lamelligora Hance. 的全草。

形态简述:多年生草本。须根黑棕色,茎极

259

1949

新 中 国
地 方 中 草 药
文 献 研 究
(1949—1979年)

1979

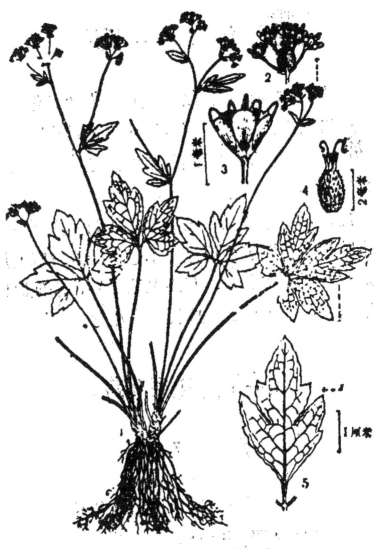

（图104）大肺经草

260

短，叶基生，具长柄，叶片三全裂，似复叶，叶缘有深缺刻，叶面绿色，叶柄和叶背紫红色，有时叶脉颜色特深。春日开白色或淡紫色小花，成复伞形花序。

多生于较润湿的原野、坡地、林下，各地均有分布。（图104）

采集加工：春、夏季采集，晒干备用。

性味功能：甘、辛，微温。散寒止咳，通经活络。

主治：风寒咳嗽，百日咳，月经不调。

用量：3～5钱。

配伍：配三匹风、五匹风、苏叶、葱白治风寒咳嗽；配风寒草、地团花、五匹风、车前草治百日咳；配大泽兰、益母草、茜草、茴香根治月经不调。

兔 耳 风

来源：为菊科大丁草属植物毛大丁草 Gerbera piloselloides Cass. 的全草。

261

1949

新　中　国
地方中草药
文　献　研　究
(1949—1979年)

1979

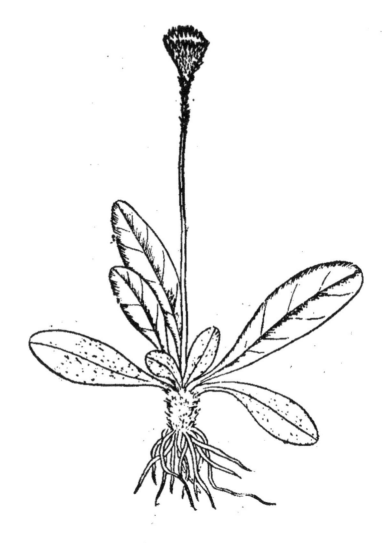

《图105》兔耳风

形态简述：多年生草本。单叶数片基生，平

262

卧或半直立，椭园形或倒卵园形，嫩叶表面被柔毛，老时脱落，仅背面被灰白色的绵毛。春季从叶丛中抽一花梗，密被白色绵毛，顶端单生兰状花序，白色。

喜生于向阳坡地，各地均有分布。（图105）

采集加工：春、夏采集，洗净，晒干备用。

性味功能：辛、温，微苦。祛风散寒，化痰止咳。

主治：风寒咳嗽，百日咳，风湿骨痛。

用量：3～5钱。

配伍：配五匹风、六月寒、大肺经草、苏叶、葱白治风寒咳嗽；配桑白皮、枇杷叶、三匹风治百日咳；配水蜈蚣、游丝草、牛马藤、大枣泡酒服，治风湿骨痛。

半夏（麻芋子）

来源：为天南星科半夏属植物半夏 Pinellia ternata（Thunb.）Breit.的块茎。

263

1949

新 中 国
地 方 中 草 药
文 献 研 究
(1949—1979年)

1979

形态简述：多年生草本，高10～80厘米。块茎球形或扁球形。叶第一年为单叶，二、三年后为三小叶状的复叶，叶绿色，光滑无毛，多为披针形，具长柄，在柄上具1～2个株芽（小块茎）。夏末开花，为肉穗花序，佛焰苞绿色。

多生于阴湿的田间、山野，在沙土中最为常见，各地均有分布。

采集加工：夏至前后采挖，将挖得的半夏堆放室内，堆积约10～14厘米厚，待其发汗，等外皮稍腐，容易剥落时即可装入萝筐内放在流水中，用木棒杵去粗皮，淘至净白时，及时晒干，为生半夏。生半夏有毒，要经炮制后才能入药。炮制方法：以水泡至无麻辣味，用白矾同放入姜汤内共煮，至无白心为度，晾干，或晒干备用。

性味功能：辛，温，有毒。燥湿祛痰，下气止呕。

主治：痰涎壅滞，胃寒呕吐，胃脘痞闷。

264

用量：2～4钱．

配伍：配生姜、苏叶、葱白、陈皮、土细辛、甘草治风寒感冒、痰涎壅滞；配生姜治胃寒呕吐；配泡参、生姜、隔山撬、薤白治胃脘痞闷，食慾不振，消化不良。

南　　星

来源：为天南星科天南星属植物多疣天南星 Arisaema verroosum Schott．日本天南星　A． japonica Blume及同属一些植物的块茎。

形态简述：多疣天南星——多年生草本，块茎大而扁。叶单一，叶柄粗壮，暗绿色，密生多数小疣，小叶三片，菱状圆形至宽卵形。夏日开花，肉穗花序，佛焰苞有深紫色宽条纹。(图106)

日本天南星——与上种主要区别是：具二叶，小叶9～15片，鸟趾状排列，叶片狭长，椭园形至广披针形。（图107）

1949

新 中 国
地 方 中 草 药
文 献 研 究
(1949—1979年)

1979

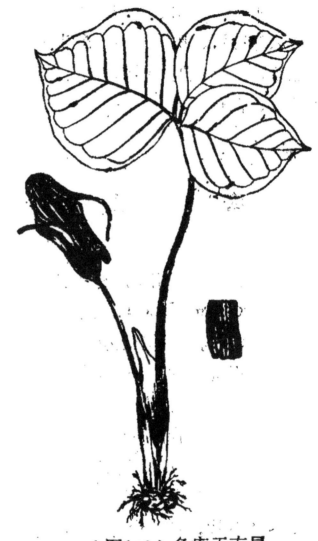

（图106）多疣天南星

266

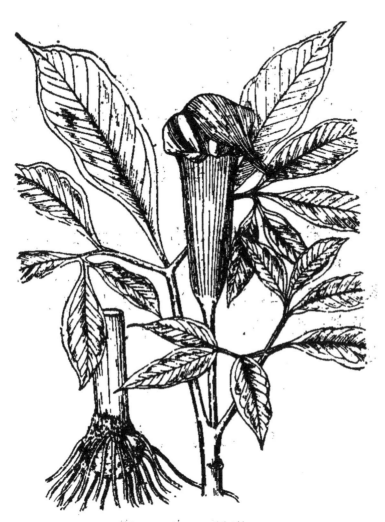

（图107）日本天南星

多见于山区阴湿的坡地或林缘。

267

1949
新 中 国
地方中草药
文 献 研 究
(1949—1979年)
1979

采集加工：八月采挖，去茎叶、栓皮、须根，洗净，浸于明矾水中，每日换水一次，约经三周滤出阴干，即成"生南星"，再用生姜片和匀，煮至中心无白色星点，切片，阴干，即成"制南星"。

性味功能：苦、辛，温，有毒。燥湿化痰，祛风解痉。

主治：寒湿痰饮，中风口眼㖞斜，破伤风。

配伍：配法夏、陈皮、生姜、翻天印治寒湿痰饮；配当归、川芎、牛膝、八月瓜藤治中风口眼㖞斜；配蜈蚣、全蝎、地龙、蝉蜕、茜草治破伤风。

（二）清化热痰药

三匹风（蛇泡草）

来源：为蔷薇科蛇莓属植物蛇莓Duchesnea

268

indica Focke.的全草。

形态简述：多年生草本。茎纤细，匍匐蔓延地面，长可达1米许，绿色带红紫色。叶互生，三出复叶，中间一片叶较大，两侧叶较小，且不对称。夏日开黄色花，单生于叶腋，花梗长，花托膨大成球形，红色，柔软多汁，上面着生多数棕色小瘦果。

多生于湿润肥沃的坡地、原野、田坎、沟边，有时成片生长，各地均有分布。（图108）

采集加工：五月采集，洗净，晒干备用。

性味功能：微苦、微辛，寒，有小毒。祛风，止咳，清热解毒。

主治：感冒风热咳嗽，咽喉肿痛，腮腺炎，细菌性痢疾，外敷疮毒，毒蛇咬伤。

用量：内服4～8钱；外用适量。

配伍：配枇杷叶、肺经草、五匹风、桑叶、青蛙草治风热咳嗽；配泥鳅串、挖耳草、银花藤、大力子治咽喉肿痛；配板兰根、苍耳子、甘草治腮腺炎；配三颗针、马齿苋治菌痢；配马蹄草、

269

1949
新 中 国
地 方 中 草 药
文 献 研 究
(1949—1979年)
1979

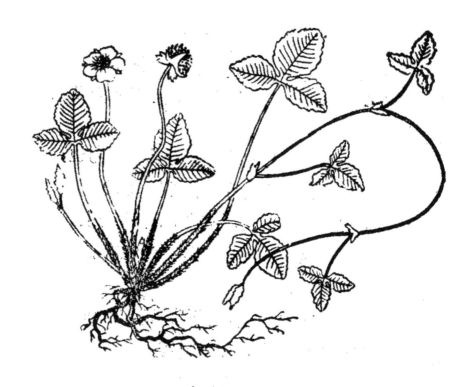

（图108）三匹风

水苋菜、木芙蓉叶共捣绒外敷疮痈肿毒；配白
芷、剪刀草捣绒外敷毒蛇咬伤。

　　备注： 1、近来有人将本品作煎剂内服、

270

同时注射青霉素以治疗白喉，据称效果良好。

2、本品解毒通经，功类"射干"，故孕妇忌用。

前　　胡

来源：为伞形科前胡属植物白花前胡 Peucedanum praeruptorum Dunn.的全草。

形态简述：多年生草本，高30～120厘米。主根直立，粗壮，根头处常存留叶鞘腐烂后的纤维。根生叶具长柄，基部膨大成叶鞘抱茎，叶片为二回羽裂，呈复叶状，茎生叶似根生叶，但叶柄短或近无柄，叶较小。秋日开白色小花，成复伞形花序。

多生于向阳坡地草丛中，低山区一带有分布。（图109）

采集加工：秋季采集，除去泥沙，晒干或炕干，切段备用。

271

1949

新 中 国
地 方 中 草 药
文 献 研 究
(1949—1979年)

1979

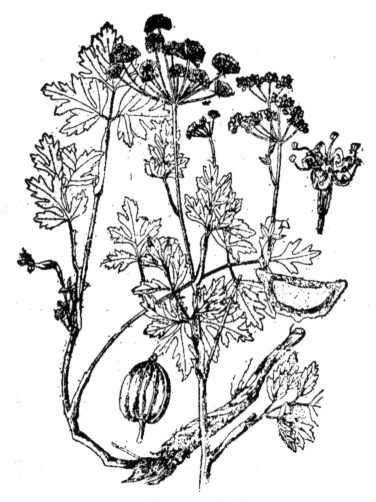

（图109）前胡

性味功能：苦、辛，微寒．降气下痰，宣散

272

风热。

主治：风热咳嗽，痰多气喘。

用量：2～3钱

配伍：配薄荷、大力子、桑叶治风热咳嗽，配辰砂草、苏子、陈皮、马蹄草、山当归治咳嗽气喘。

吉祥草（观音草）

来源：为百合科吉祥草属植物吉祥草Reineckia carnea（Andr.）Kunth.的全草。

形态简述：多年生常绿草本。地下茎匍匐，常纠结而露出地面，带绿色，节间较长。单叶，从地下部茎节处和顶部生出，线形至狭披针形，平行脉明显。花梗短而直立，先端生出数朵紫红色、淡红色或白色小花，成穗状花序，花期长，从头年秋至第二年春。

多生于水边、林下，亦有栽培的，各地均有分布。（图110）

273

1949
新 中 国
地 方 中 草 药
文 献 研 究
(1949—1979年)
1979

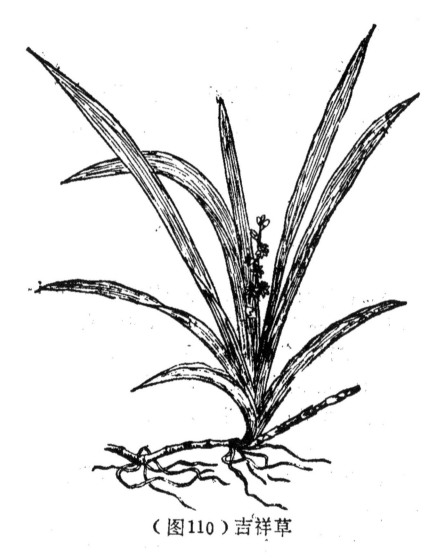

（图110）吉祥草

采集加工：四季采集，洗净，晒干备用。

274

性味功能： 甘，寒。清热，润肺，生津止渴。

主治： 肺燥咳嗽及虚痨咳嗽，慢性肾盂肾炎，外用治跌打损伤，骨折。

用量： 4～5钱。

配伍： 配麦冬、水苇根、桑叶等治肺热燥咳；配白芨、泡参、淮山、白果、玉竹治虚痨咳嗽；配茜草根、白茅根、大枣治慢性肾盂肾炎。

青蛙草（癞格宝草）

来源： 为唇形科鼠尾草属植物雪见草Salvia plebeia R. Er.的全草。

形态简述： 一年生草本，高约50厘米。茎方形，具纵行棱槽，被短柔毛。单叶对生，披针形至长椭园形，有皱褶，边缘有园锯齿。夏日开多数唇形紫色花，轮伞花序成穗状并组成总状花序。

1949

新　中　国
地方中草药
文　献　研　究
(1949—1979年)

1979

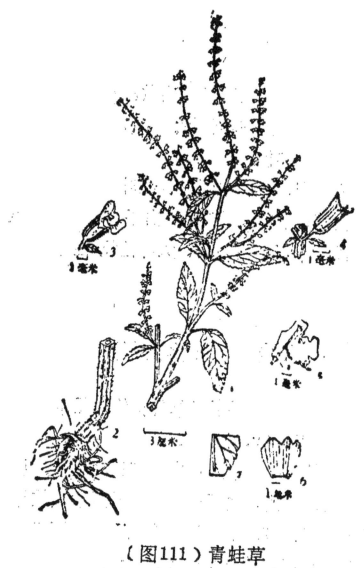

（图111）青蛙草

多生于湿润肥沃的沟边、路旁、园圃，各地

276

均有分布。（图111）

采集加工：五至六月花盛开时采集，洗净，晒干备用。

性味功能：辛、苦，寒，有小毒。清热，化痰，解毒，利湿。

主治：肺热咳嗽，风火牙痛，痢疾，痔疮，痒疹，疮毒等症。

用量：2～4钱。

配伍：配百合、知母、枇杷叶、甘草治肺热咳嗽；配菊花、蒲公英、地骨皮治风火牙痛；配马齿苋治痢疾；配佛顶珠、侧耳根治痔疮；配菊花、芙蓉花、蝉蜕、土茯苓治风湿痒疹；配三匹风捣绒外敷疮毒。

矮茶风（地青杠《平武》）

采源：为紫金牛科朱砂根属植物紫金牛 Ardisia japonica（Thunb.）Bl.的全草。

形态简述：常绿矮小灌木，高10～25厘米。

277

1949

新　中　国
地 方 中 草 药
文　献　研　究
(1949—1979年)

1979

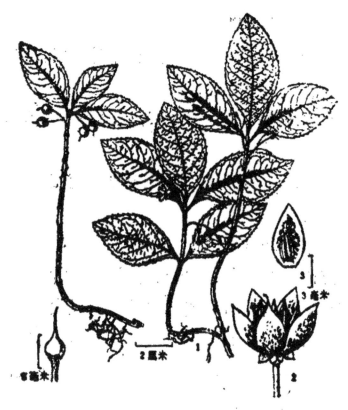

（图112）矮茶风

地下茎匍匐，地上茎不分枝，表面紫褐色，具短腺毛，幼时密。单叶互生近对生，集生于茎稍，有短柄，叶片长椭园形，边缘有锯齿，叶脉在背面突起。夏日开白花或粉红色小花，成伞形花序。核果红色，熟时不落。

278

多生于稍湿润的疏林下，低山区丘陵区常见。（图112）

采集加工：四季可采，晒干备用。

性味功能：微苦、辛，平。清热，止咳，活血，利尿。

主治：肺热咳嗽，跌打损伤，痛经，肝炎，肾炎。

用量：3～5钱。

配伍：配吉祥草、车前草、百部、苇根、枇杷叶治肺热咳嗽；配牛马藤、八角枫、水当归、酸酸草、泡酒内服外擦，治跌打损伤；配香附、充蔚子、当归治痛经；配茵陈、小马蹄草、大枣治急性肝炎；配车前草、玉米须、泥鳅串治肾炎水肿。

小肺經草（健儿草《潼南》）

来源：为百合科肺筋草属植物肺筋草 Aletris spicata（Thunb.）Franch.的全草。

279

1949

新　中　国
地 方 中 草 药
文　献　研　究
(1949—1979年)

1979

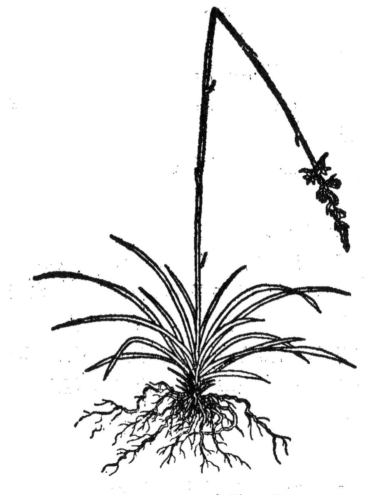

（图113）小肺经草

形态简述：多年生草本。须根纤细，具白色小瘤。单叶基生，淡绿色，线形，纵肋三条，中

280

肋明显。初夏从叶丛中抽出花茎，高约 30厘米，上生数片线状披针形小叶，先端生多数白色小花，成穗状花序。

多生于坡地、原野、路旁，各地均有分布。（图113）

采集加工：秋季采收，晒干入药。

性味功能：苦、甘，平。润肺止咳，驱虫。

主治：肺热咳嗽，燥咳，蛔虫病。

用量：0.5～2两。

配伍：配地骨皮、桑白皮、枇杷叶等治肺热咳嗽；配麦冬、黄精、吉祥草炖肉或猪心肺服治燥咳；单用本品2两加红糖煎服，有驱蛔虫作用。

竹 林 消

来源：为百合科万寿竹属植物宝铎草 Diaporum sessile Don. 的根茎。

形态简述：多年生草本。根茎长而肥白，有

1949

新　中　国
地方中草药
文　献　研　究
（1949—1979年）

1979

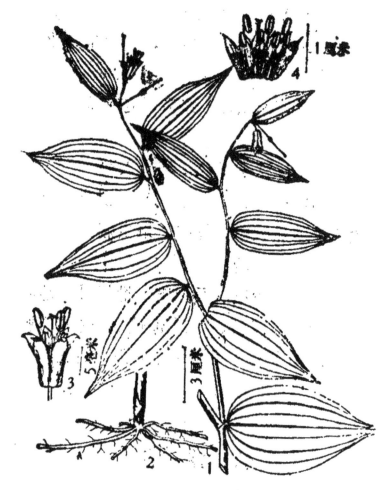

（图114）竹林消

时匍匐，茎直立，上方稍倾斜，茎基部有棕褐色
膜质鞘状叶,抱茎。单叶,长椭园形至广披针形,

282

互生，叶柄短。春夏之际开花，1～3朵顶生，下垂，白色带绿色，长达8厘米。

多生于林下或坡地及水边草丛中，各地均有分布。（图114）

采集加工：四至五月采集，洗净泥沙，切段备用。

性味功能：甘、淡，微寒。润肺止咳。

主治：肺热咳嗽，痨伤咯血。

用量：0.5～1两。

配伍：配天冬、百部、侧耳根、三白草根、枇杷叶治肺热咳嗽，痨伤咯血。

清 明 菜

来源：为菊科鼠曲草属植物鼠曲草Gnapha-lium multiceps Wall.的全草。

形态简述：二年生草本，高15～40厘米。叶互生，下部叶匙形，渐向上叶片由匙形过

283

1949

新　中　国
地方中草药
文　献　研　究
(1949—1979年)

1979

渡到倒披针形，基部抱茎，全缘或微波状，茎和叶密被白色绵柔毛。夏秋之际开花，兰状花序簇生在枝顶，成密集伞房状或3～4个束生，黄色。

生于向阳的荒坡、田边、路旁，为常见杂草，各地均有分布。

采集加工：四至五月采集，洗净，晒干，切段备用或鲜用。

性味功能：甘，寒。清热化痰，平肝，解毒。

主治：肺热咳嗽，肠炎，痢疾，原发性高血压；捣绒外敷疮痈肿毒。

用量：鲜品0.5～1两。

配伍：配枇杷叶、车前草、桑白皮、吉祥草、黄芩治肺热咳嗽；配马齿苋、地锦、六合草、苦瓜治肠炎，痢疾；配夏枯草、臭牡丹、牛膝、玉米须治原发性高血压；配三匹风、铧头草、蒲公英、木芙蓉叶捣绒外敷疮痈肿毒。

284

备注：我区有些地方将本品作"白头翁"用，据称有一定效果。录之以供参考。

蜂棠花

（地团花　青通花《平武》）

来源： 为蔷薇科棣棠花属植物棣棠 Kerria-japonica DC. 的花，根和嫩枝叶。

形态简述： 落叶攀援状灌木。小叶绿色，光滑无毛，具纵棱。单叶互生，绿色，长椭园状卵形，边缘锯齿状或缺裂状，叶柄较短，托叶二枚，侧生，早落。夏日枝顶开黄色花一朵，雄蕊多数，单瓣。

生于润湿向阳的原野坡地，亦有栽培供观赏的，各地均有分布。（图115）

采集加工： 四至五月采花，根四季采集，嫩枝叶夏秋采集。

性味功能： 微苦，平。化痰止咳，清热解

1949

新　中　国
地 方 中 草 药
文　献　研　究
(1949—1979年)

1979

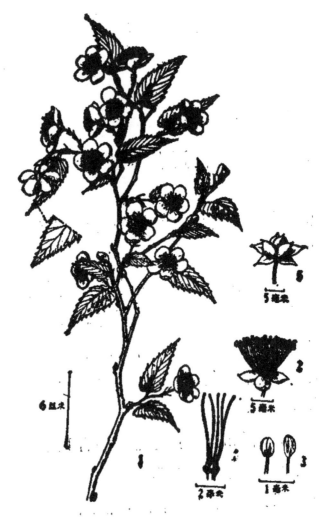

（图115）蜂棠花

286

毒。

主治：肺热咳嗽，痈疽肿毒，荨麻疹，湿疹。

用量：4～6钱。

配伍：配菊花、泥鳅串、薄荷、蒲公英治痈疽肿毒；配前胡、桑白皮、三颗针治肺热咳嗽；配蝉蜕、红浮萍、车前草治荨麻疹、湿疹。

注：同属植物重瓣棣棠 Kerria japonica DC. var. pleniflora Witte 与棣棠区别是花为重瓣，为栽培观赏品种，亦作棣棠使用。

天 青 地 白 草

来源：为菊科鼠曲草属植物细叶鼠曲草 Gnaphalium japonicum Thunb.的全草。

形态简述：多年生草本，全株高30厘米。茎纤细，不分枝，被白色绵状毛。叶二型：基生叶丛生，线状倒披针形，叶面绿色，疏被绵毛，叶背密被厚层绵毛；茎生叶互生，线形，全缘，基部抱茎。夏日叶丛中抽花茎，顶端生兰状花序，

287

1949

新 中 国
地 方 中 草 药
文 献 研 究

(1949—1979年)

1979

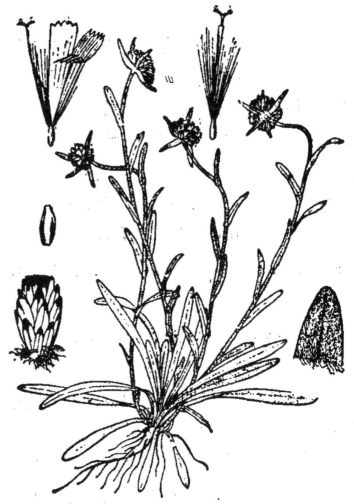

（图116）天青地白草

均为黄色筒状花。

多生于原野、路边、沟边，各地均有分布。

288

（图116）

采集加工：四至五月开花时采集，洗净，晒干备用。

性味功能：甘、淡，微寒。润肺止咳，清热解毒。

主治：咳嗽痰多，咽喉肿痛，热淋，白带，疮痈肿毒。

用量：0.5～1两。

配伍：配瓜蒌壳、车前草、法夏、干油菜、十大功劳、甘草治肺热咳嗽；配挖耳草、大力子、蝉蜕、三匹风、甘草治咽喉肿痛；配野菊花、银花藤、蒲公英、甘草治疮痈肿毒；配金钱草、竹叶心、龙胆草、甘草治热淋；配苦荞头、昏鸡头、臭牡丹根治白带。

化 痰 青

来源：为爵床科九头狮子草属植物九头狮子草 Dicliptera japonica Makino 的全草。

289

1949
新 中 国
地 方 中 草 药
文 献 研 究
(1949—1979年)
1979

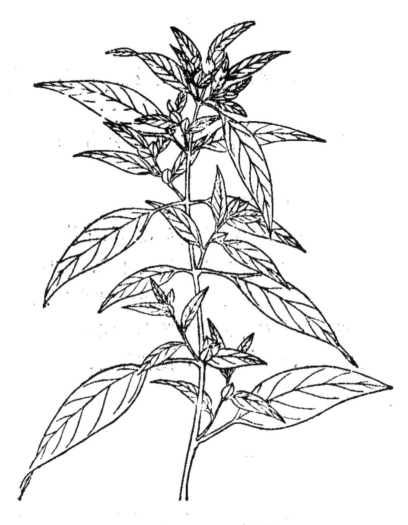

（图117）化痰青

290

形态简述：多年生草本，高30～50厘米。茎暗绿色，方形，具纵槽，节部膨大，上部多分枝。单叶对生，卵形、广披针形至披针形，全缘，浓绿色，光滑。夏日枝顶或接近枝顶叶腋开花，通常1～3朵，淡红色带紫色，极易落，具叶状总苞2片。

多生于阴湿的林下、沟边，低山区以下均有分布。（图117）

采集加工：夏季采收，洗净，晒干备用。

性味功能：甘，平。养阴润肺，化痰止咳。

主治：肺燥咳嗽，咳痰带血，热病口渴。

用量：3～5钱。

配伍：配泡参、麦冬、吉祥草、竹林消治肺燥咳嗽；配紫苑、前胡、茜草、车前草、丝茅根、甘草治咳痰带血；配桑叶、淡竹叶、花粉、菊花、银花、知母、甘草治热病口渴。

1949
新 中 国
地方中草药
文 献 研 究
(1949—1979年)
1979

瓦　韦

来源： 为水龙骨科瓦韦属植物瓦韦 Leptsorus thunbergianus (kaulf.) ching 及同属一些植物的全草。

形态简述： 自生或附生小型蕨类草本，高约20厘米。根茎粗壮横走，密被黑褐色鳞片。叶近生，单叶，线状披针形至披针形，全缘，叶面深绿色，散布小孔点，叶背淡棕色，中脉明显隆起，侧脉细脉交织成网状，隐没于叶肉内。孢子囊群园形，黄色，生于叶背上三分之二并沿中脉两侧排成两行。孢子期六至十月。

多生于阴湿的岩面或树上，分布于山区。（图118。）

采集加工： 秋季采集，洗净，晒干备用或鲜用。

性味功能： 苦，寒。清热化痰，凉血、利尿。

292

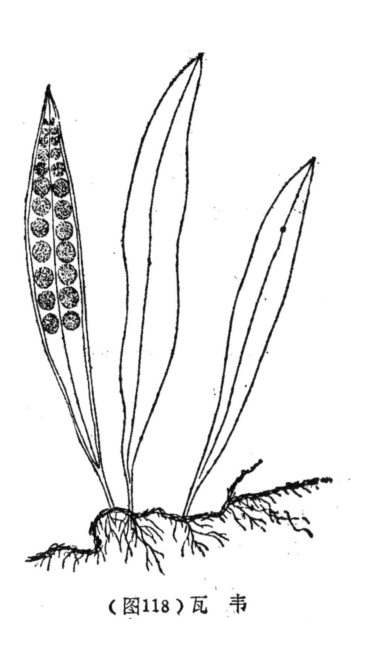

（图118）瓦 韦

293

1949
新　中　国
地 方 中 草 药
文 献 研 究
(1949—1979年)
1979

主治：肺热咳嗽，咯血，肾炎，肝炎，热淋。

用量：鲜品0.5～1两。

配伍：配大力子、黄芩、桑叶、车前草、瓜蒌壳治肺热咳嗽；配紫苑、茜草、金娃娃草、车前草治咯血；配金钱草、猪鬃草治肾炎；配金钱草、小蓟、虎杖、甘草治肝炎，热淋。

（三）止咳平喘药

芸香草（臭草）

来源：为禾本科香茅属植物芸香草 Cymbo-Pogon distans (Nees.) A. Camus. 的全草。

形态简述：多年生草本，全体具柠檬香气，高约50～160厘米。茎杆细弱，直立，多分枝，丛生状，节外膨大，光滑无毛，质脆易断，断面有白色髓部，叶鞘绿色，草质，包茎而生，基部叶鞘破后，离茎内卷，叶舌钝园，膜质，淡棕色，尖端多具不规则的缺裂。叶片狭线形，长30～70厘

294

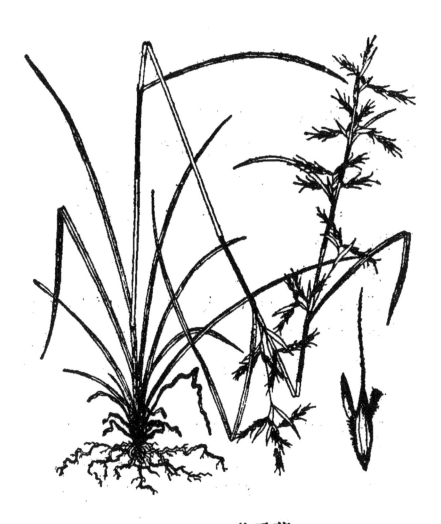

（图119）芸香草

1949

新 中 国
地 方 中 草 药
文 献 研 究
(1949—1979年)

1979

米，宽2～3毫米，灰绿色，无毛，嚼之有很浓的辛辣味。秋日开多数花成总状花序。

多生于坡地、原野、路旁，各地均有分布。（图119）

采集加工：五月叶正茂时收割，蒸溜取其挥发油，制成片剂或乳剂服用；若作煎剂，随用随采。

性味功能：辛，温。平喘止咳，舒筋活络。

主治：支气管炎喘咳，消化不良，腹泻，虚寒胃痛，风湿筋骨疼痛。

用量：鲜草1～2两。

配伍：配枇杷叶、十大功劳、桑白皮治支气管炎喘咳；配麦芽、隔山撬治消化不良；配吴萸、泡参、台乌治虚寒胃痛；配桑枝、五加皮治风湿筋骨疼痛。

附注：我区有关医药卫生单位从本品中提取挥发油，取其主要成份胡椒酮制成各种剂型，治疗哮喘、支气管炎、消化不良等病有较高的疗效。在提取过程中证实鲜嫩叶含挥发油量较多，茎次之，根几无，枯老茎叶含量较少。

296

化 痰 草

来源：为锦葵科梵天花属植物肖梵天花 Urena lobata L.的全草。

形态简述：灌木。枝近园形，绿色带褐色，被星状毛。单叶互生，扁卵形、卵园形、椭园状卵形或长椭园形，先端3～5浅裂，裂片及叶缘均具细锯齿，托叶二枚，线形而小，有时早落。秋末冬初开粉红色或淡红色花，单生于叶腋，下垂。分果由五个小果组成，表面具锚状倒刺毛。

均为栽培，见于丘陵区。（图120）

采集加工：九至十月割取地上部分，晒干备用，亦可随用随采。

性味功能：微苦，温。平喘止咳，化痰散结，祛风除湿。

主治：哮喘，急性支气管炎，瘰疬，风湿性关节疼痛，痫症。

用量：3～5钱，体弱者酌减。

297

1949

新 中 国
地 方 中 草 药
文 献 研 究
(1949—1979年)

1979

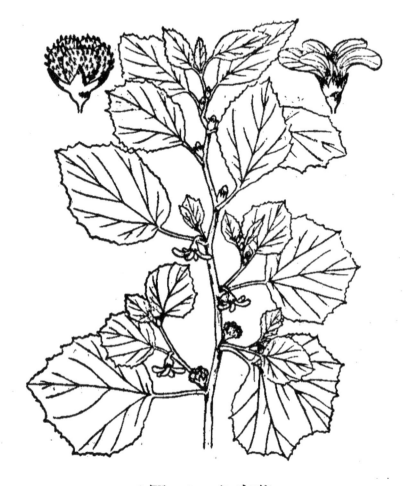

（图120）化痰草

配伍：配跳心草、臭牡丹、小马蹄草、矮茶凤、青蛙草、小肺经草治哮喘和急、慢性支气管

298

炎；配夏枯草、石龙胆等治瘰疬；配石凤丹、薅秧泡、地瓜藤、蚕沙、伸筋草等治风湿性关节疼痛；配辰沙草、黄花菜、母猪藤治癇症。

岩　梭

来源：为莎草科绵菅属植物岩梭（拟）Eriophorum comosumL.的全草。

形态简述：多年生草本，全体无毛。茎园柱形，丛生状，较纤弱。叶长线形，由茎的近基部生出。秋日茎梢分生花梗，梗端着生茶褐色小穗，多个小穗成复伞形花序，结果时小穗中伸出多数白色细丝状絮毛，能随风飞扬。

多生于润湿石缝中，低山区一带均有分布。（图121）

采集加工：秋季采集，晒干，切段备用。

性味功能：微辛，微温。花平喘止咳；全草通经活络。

主治：花治喘咳；全草治风湿骨痛，跌打损

299

1949

新 中 国
地 方 中 草 药
文 献 研 究
(1949—1979年)

1979

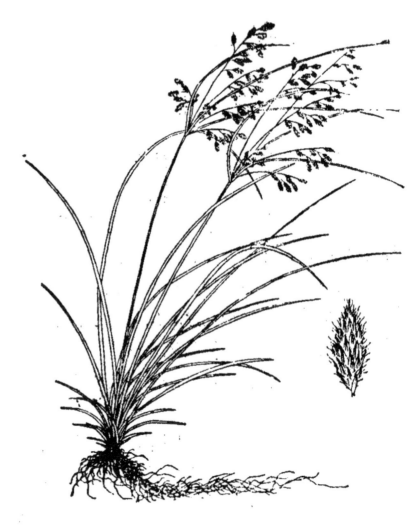

（图121）岩　梭

300

伤。

用量：3～4钱。

配伍：花配苏子、冬青叶、薄荷、前胡、黄芩治肺热喘咳。全草配钻石黄、八月瓜藤治风湿骨痛；配水当归、土三七、铁线草治跌打损伤。

野 枇 杷

采源：为冬青科冬青属植物川鄂冬青Ilex franchiana Loesener.的叶。

形态简述：常绿乔木或灌木，高2～4米，小枝黑褐色，当年的枝有棱角，平滑。单叶互生，倒卵状椭圆形至广披针形不等，薄革质，光滑，边缘有细锯齿。春日开花单性，雌雄异株。核果球形，成熟时红色，内有多数种子。

多生于向阳坡地，低山区及丘陵区有分布。（图122）

采集加工：随用随采。

性味功能：平，涩。降气平喘，敛肺止咳。

301

1949

新 中 国
地 方 中 草 药
文 献 研 究
(1949—1979年)

1979

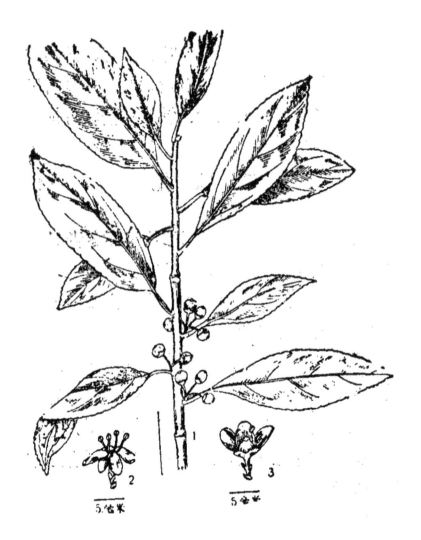

〈图122〉野枇杷

302

主治：久咳气喘，咳痰带血。

用量：1～2两。

配伍：配芸香草、马蹄草、臭牡丹根、甘草治久咳气喘；配丝茅根、茜草、瓜蒌壳、前胡、车前草、甘草治咳痰带血。

金 边 兰

来源：为石蒜科龙舌兰属植物黄缘龙舌兰 Agava americana L. var. variegata Nichols 的叶。

形态简述：多年生常绿草本。单叶基部簇生，肉质，倒披针状匙形，灰绿色被白粉，端具硬刺尖，叶缘黄色，有钩刺。花黄绿色，成园锥花序。通常不开花，花后即死去。

均为栽培供观赏，各地有分布。(图123)

采集加工：四季采集，洗净入药。

性味功能：甘、平。养阴润肺，止咳平喘。

主治：肺燥咳嗽，气虚喘咳。

303

1949

新　中　国
地 方 中 草 药
文　献　研　究
(1949—1979年)

1979

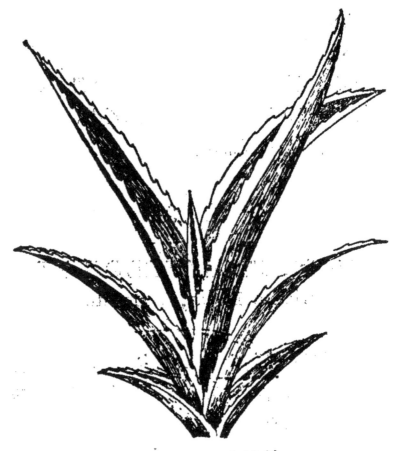

（图123）金边兰

用量：1～2两。

配伍：配泡参、梨皮、杏仁、瓜蒌壳 麦冬、桑叶、甘草治肺燥咳嗽；配 泡 参、百合、竹林消、吉祥草炖肉服，治久年气虚喘咳。

304

南　天　竹

来源：为小檗科南天竹属植物南天竹 Nandina domestica Thunb.的全草。

形态简述：常绿灌木，全株高约1.5～2米。茎干少有分枝，平滑无毛。叶通常为三出羽状复叶，总叶柄有节，小叶近无柄，椭园状披针形，先端渐尖，基部楔形，草质。夏日开白色小花，成顶生园锥花丛。浆果球形，淡红色或紫色，具种子二粒。

通常栽培供观赏，各地均有分布。(图124)

采集加工：冬季采果，全年采叶，晒干备用。

性味功能：苦、涩、微甘，平。平喘止咳。

主治：咳嗽气喘，百日咳。

用量：2～4钱。

配伍：配芸香草、苏子、三颗针、甘草治支气管炎喘咳；配五朵云、大蒜、三颗针、三匹风、甘草治百日咳。

1949

新　中　国
地 方 中 草 药
文　献　研　究
(1949—1979年)

1979

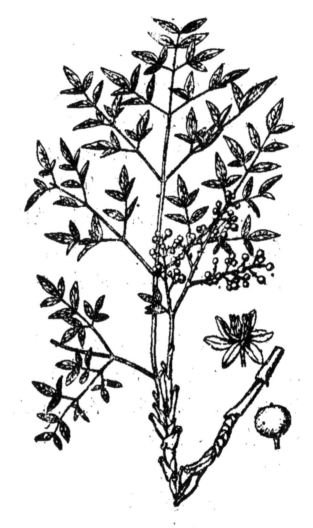

（图124）南天竹

306

野颠茄（刺茄子）

来源： 为茄科茄属植物野颠茄 Solanum surattense Burm.f.的叶和根。

形态简述： 直立亚灌木，高30～60厘米。多分枝，茎有硬而脆的钩刺和劲直长刺。单叶互生，卵形，边缘不规则浅裂，两面具毛，叶脉及叶柄均有钩刺，叶柄钩刺较密。夏日开白色花，成穗状花序。

生于道旁、荒地，低山区一带有分布。(图125)

采集加工： 夏秋采集，晒干备用。

性味功能： 苦、辛，温。有毒。平喘止咳，活血止痛。

主治： 风湿骨痛，胃痛，肺寒喘咳；鲜叶捣敷，治跌打损伤。

用量： 1～2钱，外用适量。

配伍： 配威灵仙、水蜈蚣、蚕沙治风湿骨痛；配台乌、香附、苏叶治急性胃痛；配苏子、

1949

新 中 国
地 方 中 草 药
文 献 研 究
(1949—1979年)

1979

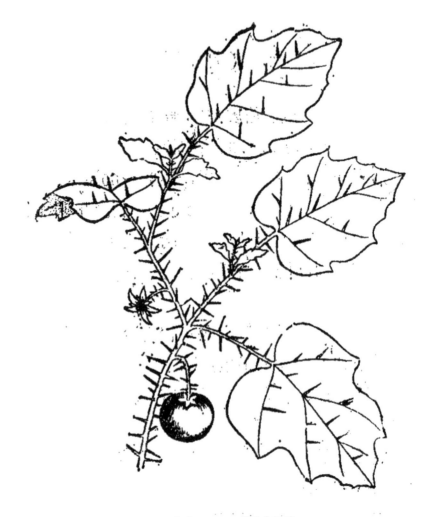

（图I25）野颠茄

旋复花、小茴、甘草、艾叶治肺寒喘咳，

备注：本品含有多种生物碱，其中以莨菪碱

308

为主，并有少量的阿托品，故应用时要严格注意剂量，不宜多服。

曼 陀 罗

来源：为茄科曼陀罗属植物曼陀罗 Datura stramonium L.白曼陀罗D.alba Ness.及紫花曼陀罗D.tatula L.的叶、花及种子。

形态简述：曼陀罗——一年生草本，全株高100～150厘米。茎粗壮，园形，光滑，但在幼时稍有短柔毛。单叶互生，长卵形，多数叶两侧不等，叶缘不规则波状。夏日开白色花，单生。蒴果长卵形，直立，表面生不等长刺，具黑色种子多数。（图126）

白曼陀罗——与曼陀罗主要区别是：蒴果球形，表面生等长的粗短刺。（图127）

紫花曼陀罗——与曼陀罗主要区别是花紫色。

多生于山坡、路边、原野，亦有栽培供观赏的，各地均有分布。

309

1949

新　中　国
地方中草药
文　献　研　究
(1949—1979年)

1979

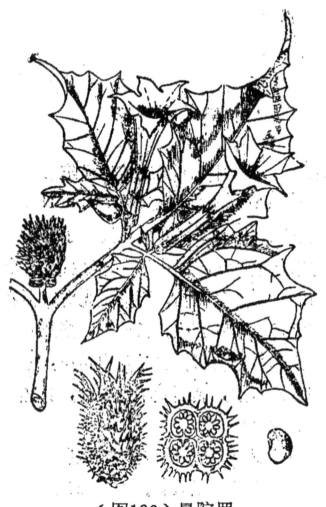

（图126）曼陀罗

　　采集加工：八至十月采花、叶，九至十一月在果尚未完全成熟时采收，如完全成熟，果皮裂开，

810

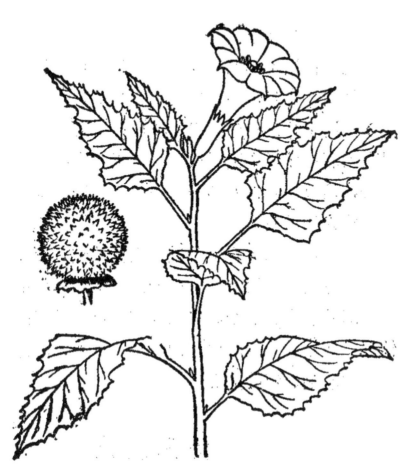

（图127）白曼陀罗

种子容易掉失。

性味功能：辛、温，有大毒。止咳平喘，解痉镇痛。

主治：哮喘，胃痛，风湿骨痛。

311

1949

新　中　国
地方中草药
文　献　研　究
(1949—1979年)

1979

用量：1～2分。

配伍：用本品的干花少许，切碎和烟丝共卷成纸烟状，每日吸一、二次治哮喘（儿童忌用此法）；用干叶1～2分煎服治胃痛；用果实二只，浸高梁酒一斤，十天后饮酒，每天二次，每次4毫升，治风湿骨痛（切不可多服，儿童、孕妇、衰老病人均忌服）。

附注：本品含有莨菪碱、东莨菪碱及少许阿托品，有剧毒，用时宜慎，如误服中毒，可见呕吐、瞳孔散大、眩晕、狂躁等症。抢救时可根据情况，运用甘草四两煎汤内服或饮浓茶、洗胃、注射强心剂、镇静剂等。

五、利水渗湿药类

凡以通利水道、渗除水湿为主要功效的药物，叫利水渗湿药。这类药物适用于小便不利、短少黄赤、黄疸、水肿、腹泻、咳嗽痰多、关节肿痛、湿热疮毒等水湿停留之症。

312

这类药物不宜用于阴虚患者，因为这类药物服后尿量增加，耗伤津液，能使阴虚之症加重，甚至发生其他坏症。

海金沙（左转藤）

来源：为海金沙科海金属植物海金沙Lygodium japonicu（Thunb。）Sw.的全草，也有单用孢子的。

形态简述：多年生攀缘蕨类草本。地下茎横走，密被黑褐色鳞片。叶多次羽裂，第一次分裂在不到一厘米处就开始第二次羽裂，在羽裂分开处有一个不育芽，长约0.2～0.5厘米，密生茸毛，叶二型：营养叶位于植株下部，最后小羽片2～3掌裂孢子叶位于植株上部，叶片较小，掌裂后深羽裂孢子囊蕙状，内生多数孢子，即为中药海金沙，秋季成熟。

生于石缝中或原野坡地草丛中，低山区一带常见。（图128）

313

1949

新 中 国
地 方 中 草 药
文 献 研 究
(1949—1979年)

1979

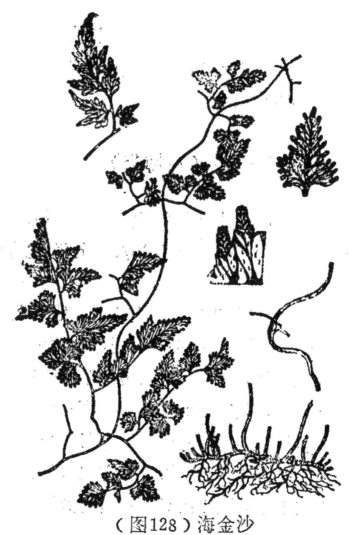

（图128）海金沙

采集加工：十至十一月将茎割起,放入垫有纸的斗篷内让其暴晒, 然后用小木棍敲打叶子, 使

311

叶背面的孢子（沙子）掉下，收拢，筛去茎叶杂质即得。藤叶全年采收、阴干备用，

性味功能：甘、淡，寒。利水通淋，清热消肿。

主治：淋病，膀胱结石，肾炎。

用量：3—5钱。

配伍：配芦根、铁马鞭、车前草、木通、龙胆草治热淋；配金钱草、扁蓄治膀胱结石；配玉米须、泥鳅串、侧耳根治肾炎。

金錢草（过路黄）

来源：为报春花科珍珠菜属植物过路黄 Lysimachia christinae Hance 的全草。

形态简述：多年生草本，稀被柔毛或近无毛，茎柔软，匍匐状，绿色至紫色，长20～60厘米。单叶对生，卵园形或心脏形，绿色或带紫色，叶柄与叶片等长或更长。夏日开黄色花，单生于叶腋，花柄长，叶两面，花蕾及花冠上均

315

1949

新 中 国
地 方 中 草 药
文 献 研 究
(1949—1979年)

1979

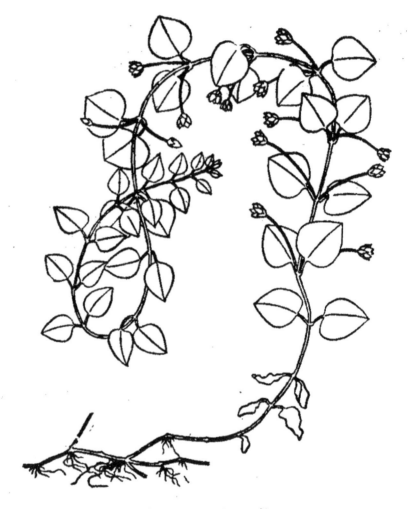

（图129）金钱草

具有紫黑色点状或条状斑纹。

生于润湿肥沃的沟边、路旁、田坎、林缘等

316

处，各地均有分布。（图129）

采集加工：五月采集，洗净晒干备用或随采随用。

性味功能：平，微咸。利水通淋，清热，化结。

主治：尿路结石，胆道结石，黄疸，热淋，牙痛，肺热咳嗽。

用量：0.5～2两，鲜品1～4两。

配伍：配牛膝、扁蓄、石苇、海金沙治尿路结石、胆道结石；配地骨皮、僵蚕、蒲公英、南瓜根治风火牙痛；配茵陈、柴胡、大蓟、板兰根治黄疸；配淡竹叶、芦竹根、车前草治火淋；配前胡、车前草治肺热咳嗽。

备注：1.据临床观察，单用本品泡开水代茶常服对肝硬化的症状控制及改善有一定作用。2.同属植物无毛过路黄 L. hemsleyana Hance 亦作金钱草用。

水 灯 心

来源：为灯心草科灯心草属植物拟灯心 Ju-

1949

新 中 国
地 方 中 草 药
文 献 研 究
(1949—1979年)

1979

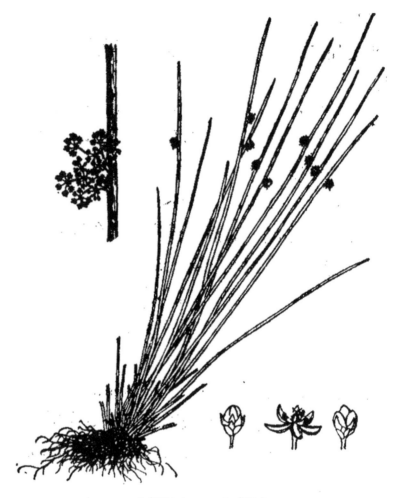

（图130）水灯心

ncus setchuensis Buch. var. effusoides
Buch. 及同属一些植物的全草。

318.

形态简述：多年生草本。地上茎丛生状，绿色，茎部红褐色，表面有纵条纹、具体。茎上无叶，只在茎基部有鞘状叶，呈红褐色，初夏在茎上部一侧抽出无柄的聚伞花序，成头状，花小，绿白色。

多生于池沼边、沟边、积水洼地，各地均有分布。（图130）

采集加工：春夏采集，洗净，晒干备用。

性味功能：甘、淡，微寒。清热泻火，利水通淋。

主治：热淋，湿热口疮，鼻衄，虚烦不眠。

用量：1～3钱。

配伍：配海金沙、龙胆草治火淋；配菊花、银花、地肤子治湿热口疮；配车前草、丝茅根治鼻衄；配麦冬、酸酸草、稀签草治虚烦不眠。

扁　　蓄

来源：为蓼科蓼属植物扁蓄 Polygonum aviculare L. var. vegetum Ledeb. 的全草。

319

1949
新中国
地方中草药
文献研究
(1949—1979年)
1979

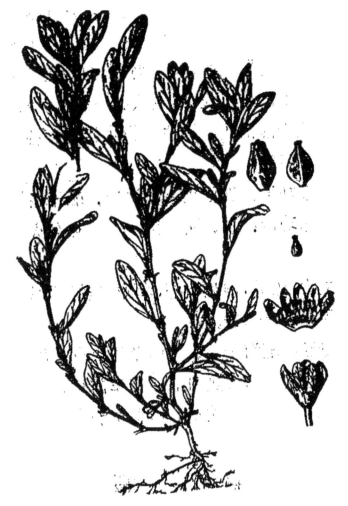

（图131）扁蓄

形态简述：一年生或多年生草本。茎绿色，
具纵沟，平卧或半直立。单叶互生，近无柄；叶

320

片狭长，椭园形或披针形，全缘或有波纹，叶鞘宽披针形，下部褐色，抱茎。夏日开绿色或粉红色小花，数花簇生于叶液，茎基部至顶端均有。

本植物适应性强，原野、荒地、路旁均能生长，各地均有分布。（图131）

采集加工：四至八月采收，洗净，阴干备用。

性味功能：苦，平。利水通淋，解毒，杀虫。

主治：热淋，黄疸，妇女阴疮，疮痈肿毒，痔疮，肾炎水肿，牙痛，蛔虫腹痛。

用量：0.4～1两。

配伍：配龙胆草、茵陈、夏枯草、地肤子治火淋，黄疸，妇女阴疮；配蒲公英、铧头草、牛舌头治疮痈肿毒；配佛顶珠、雀不站根治痔疮；配金钱草、猪鬃草治肾炎水肿；配鸡眼草治牙痛；配贯众治蛔虫腹痛。

备注：同属植物小扁蓄 P.plebe'um R.Br.亦作扁蓄用。与扁蓄主要区别是：叶小、狭披针形。

321

1949

新 中 国
地 方 中 草 药
文 献 研 究
(1949—1979年)

1979

車 前 草

来源：为车前草科车前草属植物车前草 Plantago asiatica L.的全草，其种子亦入药。

采集加工：夏季采收全草，洗净，阴干入药，秋季采集成熟种子备用。

性味功能：甘，寒。清热解毒，利水通淋。

主治：肾炎水肿，热淋小便不利，腹泻，咳嗽痰多，风火赤眼，全草与种子同功。

用量：子2～4钱，全草3～5钱。

配伍：配玉米须、泥鳅串治肾炎水肿；配龙胆草、甘草治热淋小便不利；配大蒜、麦芽、清明菜治腹泻；配瓜蒌壳、三颗针、前胡、桑白皮治肺热咳嗽；配菊花、荆芥、充蔚子治风火赤眼。

备注：同属植物大车前草P.japonica Franch et Sav.亦作车前草用。

322

梓树（豇豆树）

来源：为紫葳科梓属植物梓Catalpa ovata G.Don. 的果实及根白皮。

形态简述：落叶乔木，高8～15米。树皮灰色，具皱裂及皮孔，小枝通常光滑，具黄灰色小皮孔。单叶对生或轮生，纸质，广卵形至卵园形，先端常成3～5浅裂，叶面暗绿色，叶背淡绿色，叶柄长筒形，长约为叶长之半。夏日开花，成顶生园锥花序，花冠黄白色具橙色条纹及暗紫色红点。蒴果细长，豇豆状。

通常家植于园圃、宅旁，亦有野生的，低山区以下有分布。（图132）

采集加工：秋末果实成熟时采收果实，冬春采根，洗净，将皮剥下，晒干备用。

性味功能：果实甘，平，利尿消肿；根白皮苦，寒，清热解毒，利尿。

主治：果实，治水肿小便不利，火淋；根白

323

1949

新 中 国
地 方 中 草 药
文 献 研 究
(1949—1979年)

1979

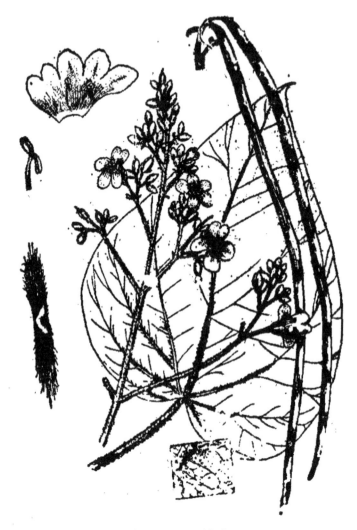

（图132）梓树

皮治湿热发黄，疥癣湿疹。

324

用置： 果实及根皮均 3～5 钱。

配伍： 果实配玉米须、车前草治肾炎水肿；配夏枯草、龙胆草、甘草治火淋、小便灼痛；根白皮配茵陈、金钱草、水苋菜、甘草治湿热发黄；配麻柳叶、青蒿煎水外洗疥癣湿疹。

尿 珠 子

来源： 为禾本科薏苡属植物薏苡 Coix lachrgma-jobi L. 的根及根茎。

形态简述： 多年生草本，高 1～1.5 米。杆绿色，直立，丛生，基部节上生不定根。单叶互生，质硬脆，绿色，叶片长，披针形或线形，基部成鞘。花单性同株，总状花序。颖果成熟时外总苞灰白色，坚硬光滑。

生于润湿肥沃的水边、沟边、原野，多见于丘陵平原。（图133）

采集加工： 夏秋季采集，洗净，晒干备用。

性味功能： 甘、淡、寒。清热除湿，利水消肿。

325

1949

新　中　国
地方中草药
文　献　研　究
(1949—1979年)

1979

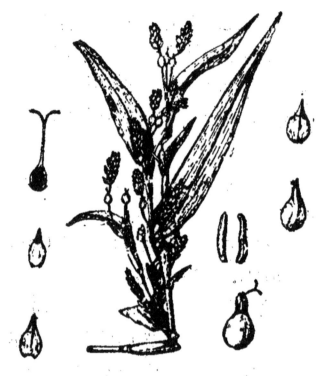

（图133）尿珠子

主治：湿热黄疸，淋浊，水肿。

用量：0.3～1两。

配伍：配虎杖根、满天星、金钱草、水皂
角、铁马鞭等治湿热黄疸；配车前草、石苇、苟
草、通花治淋浊小便不利；配丝茅根、海金沙

326

蘽、苟草根治肾炎水肿。

备注：栽培药物苡仁 Coix lachrgma L. var. frumentacea Makjno 与尿珠子功效不同，不能混用。

石　　苇

来源：为蕨科石苇属植物庐山石苇Py rosa sheareri(Bak.)Ching及同属植物毡毛石苇P. drakeana (Franch) Ching 光石苇P. clavata (Bak.) Ching 有柄石苇 P.Petiorosa (Christ) Ching等的全草。

形态简述：庐山石苇——多年生蕨类草本，高25～45厘米。地下茎粗壮，短而横走，密被锈黄色披针形鳞片，具须状根。单叶近于簇生，柄长，叶片革质，倒卵形至披针形，全缘或具微波状，基部宽楔形，载形或耳形，叶面绿色，叶背密生浅褐色星状毛。孢子襄群密生于叶的背面，褐色，园形。（图134）

827

1949

新 中 国
地方中草药
文 献 研 究
(1949—1979年)

1979

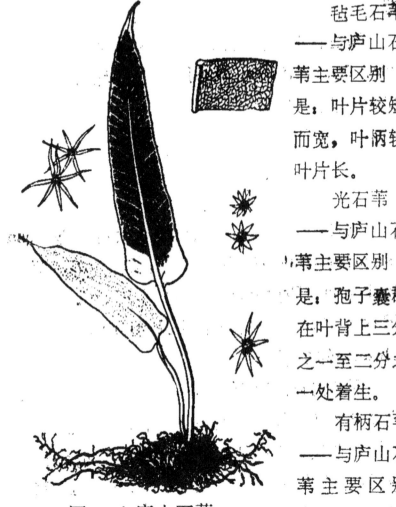

毡毛石韦——与庐山石韦主要区别是：叶片较短而宽，叶柄较叶片长。

光石韦——与庐山石韦主要区别是：孢子囊群在叶背上三分之一至二分之一处着生。

有柄石韦——与庐山石韦主要区别是：全形较小，

（图134）庐山石韦

叶二型，孢子叶干后卷起成筒状。

生于树上、岩石上、土坎上、石墙上，多分

328

布于山区。

采集加工：四季采集，抖去泥沙，晒干备用。

性味功能：甘、苦，微寒。利水通淋，止血。

主治：小便癃闭，淋浊，吐血，尿血，外伤出血。

用量：3～5钱。

配伍：配车前草、木通、牛耳大黄、扁蓄、瞿麦等治小便癃闭；配丝茅根、旱莲草、车前草治热淋尿血；配仙鹤草、吉祥草、枇杷叶、丝茅根、三颗针治肺热咳嗽，咯血；单用鲜品捣绒外敷治刀砍斧伤，有止血作用。

大　通　草

来源：为五加科通脱木属植物通脱木 Tetrapanax papyrifera(Hook.)Koch.的茎髓及根。

形态简述：灌木，全株高可达6米。茎细长，直立，质脆如草本。幼茎表面密被星状毛或稍具脱落的灰黄色茸毛，茎心具白色纸质髓（即

329

1949

新　中　国
地方中草药
文　献　研　究
(1949—1979年)

1979

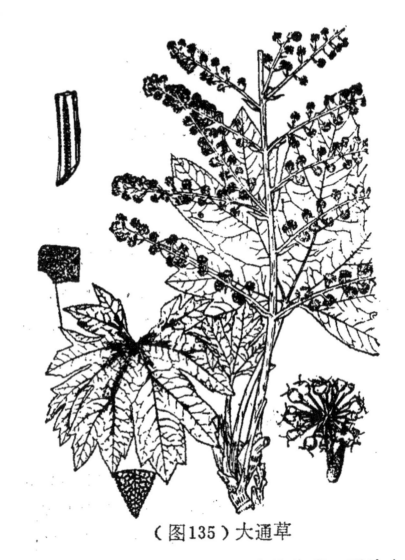

（图135）大通草

通草）。单叶极大，互生，掌状分裂，裂片有锯
齿，幼叶背面密生绒毛，叶柄粗长，柄基膨大，

叶柄长通常为叶片二倍，托叶二片。秋日开多数小白花，组成复伞形花序，复成园锥花丛。

多生于润湿肥沃的坡地，多分布于山区。

（图135）

采集加工：茎髓四季采收，将茎杆齐根砍下，削去尖端，趁新鲜潮湿时用园形小木棒通其茎髓，阴干或晒干备用。根随用随采，洗净入药。

性味功能：甘、淡，平。清热除湿，利水，通乳。

主治：水肿，热淋，乳汁不通。

用量：茎髓1～2钱，根3～5钱。

配伍：配泥鳅串、侧耳根、车前草治肾炎浮肿；配满天星、四瓣草、三颗针治热淋；配丝瓜络、黄精、棉花籽治乳汁不通。

苛草（过墙风）

来源：为忍冬科接骨木属植物蒴藋 Sambucus javanica Reinw的全草。

331

1949

新　中　国
地方中草药
文　献　研　究
(1949—1979年)

1979

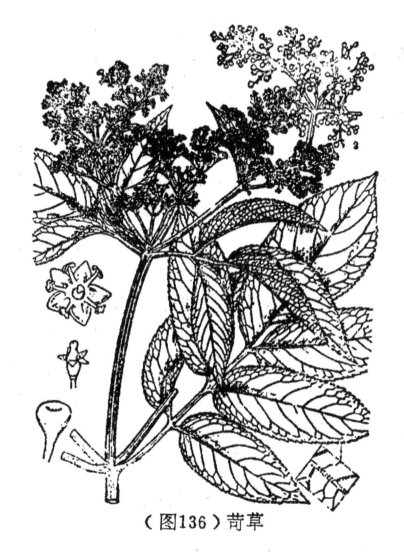

（图136）苛草

形态简述：多年生灌木状草本，高可达 1～1.5米。茎具棱及浅纵沟，平滑无毛，心有髓，分

332

枝多。叶对生，奇数羽状复叶，小叶通常5～9片，长椭园状披针形至椭园形，边缘锯齿密而尖锐，叶片揉搓时有臭味。夏日开花，为顶生复伞房花序，小花黄色。浆果球形，成熟时为黑色。

多生于原野、荒地、庭园周围，各地均有分布。（图136）

采集加工：四季采集，洗净，晒干备用。

性味功能：甘、淡，平。利水消肿。

主治：黄疸，水肿。

配伍：配楮实、泡参、小蓟、玉米须治心脏病水肿；配车前草、侧耳根、泥鳅串治肾炎水肿；配米糠、木瓜、陈皮、律草治脚气；单用本品煮豆腐吃治肾虚水肿，配茵陈、小马蹄草治湿热黄疸。

水 葫 芦

来源：为雨久花科凤眼兰属植物凤眼兰 Eichhornia crassipes(Mart.)Solms的全草。

333

1949

新 中 国
地 方 中 草 药
文 献 研 究
(1949—1979年)

1979

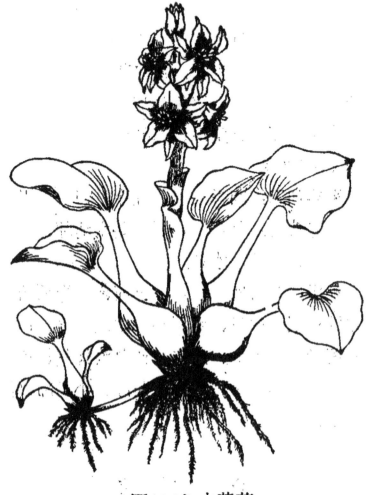

（图137）水葫芦

形态简述：多年生草本。根垂生水中或生泥中，从根际出匐枝，蔓延水面。叶根生，直伸，

334

卵形至卵园形，绿色光滑，叶柄中部以下多少膨胀成囊状或葫芦状，内含海绵质，含有空气。夏日抽花梗，其上着生淡紫色花数朵，为总状花序或园锥花序。

喜温暖，多生于静水中或流速不大的水沟中，分布于丘陵平坝。（图137）

采集加工：春夏采集，洗净，晒干备用或鲜用。

性味功能：凉，淡。利尿消肿，清热解暑。

主治：伤暑烦渴，小便不利，肾炎水肿。

用量：0.5～1两。

配伍：配荷叶、竹叶心、麦冬、菊花、甘草治伤暑烦渴；配车前草、龙胆草、玉米须、甘草治湿热小便不利，肾炎水肿。

猪鬃草

来源：为铁线蕨科铁线蕨属植物铁线蕨 A-diantum capillus-veneris L.的全草。

形态简述：多年生蕨类小草本。根茎短而横

335

1949
新　中　国
地方中草药
文　献　研　究
(1949—1979年)
1979

行，密被褐色鳞片。叶从根茎发出，丛生，叶柄长，柔软，黑色光滑，稍扭曲，有纵棱。1～3回羽状复叶，呈锐等腰三角形至扇形，小叶柄黑色，有光泽，小叶菱状扇形，先端分裂，夏日在裂片背面着生多个子囊群，叶缘反卷形成子囊群盖。

喜生于阴湿的林下及石缝中，低山区一带均有分布。（图138）。

采集加工：秋季采收，晒干备用。

性味功能：淡，凉。清热凉血，利水通淋。

主治：肺热咳嗽，咯血，小便不利，淋浊，肾炎水肿。

用量：0.5～1两，外用适量。

配伍：配猪鼻孔、兔耳风、吉祥草、竹林消治实性哮喘；配丝茅根、三匹风治肺热咳嗽，咯血；配谷精草、扁蓄、杨柳根治淋浊，小便不利；配金钱草治肾炎水肿。

备注：同属植物有尾铁线蕨 A.caudatum L.亦作猪鬃草用。其主要特征为一回羽状复叶，叶轴顶端能继续延伸触地长出新植株。

336

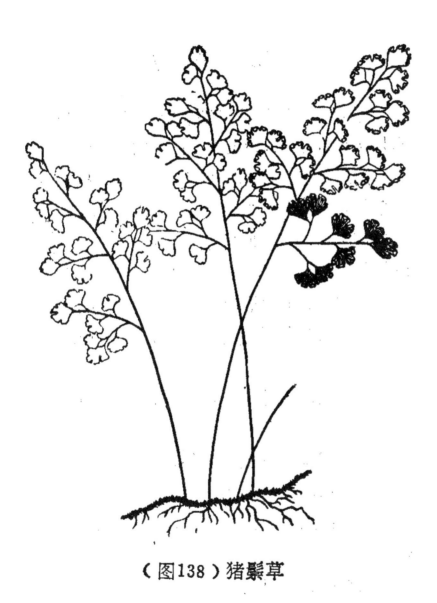

（图138）猪鬃草

337

1949

新 中 国
地 方 中 草 药
文 献 研 究
(1949—1979年)

1979

孔 雀 尾

来源：为铁线蕨科铁线蕨属植物掌叶铁线蕨 Adiantum pedatum L.的全草。

形态简述：多年生蕨类植物。根茎短，密被棕色披针形鳞片。叶丛生，叶柄光滑，有光泽，褐色至黑色，质较硬，叶柄从顶端又分为二个弯弓形侧枝，每侧枝再生出4～6枝一回羽状复叶，全形略呈掌状，叶面绿色，背面浅绿色，小叶矩形，背面着生孢子囊群3～6个，囊群盖由叶缘反卷而成。

生于阴湿的林中、岩石上，分布于中山区。（图139）

采集加工：夏秋季采集，阴干备用。

性味功能：淡，微寒。利水渗湿。清热解毒。

主治：热淋，肾炎水肿，肝炎，乳痈，疮痈初起。

用量：0.5—1两。

338

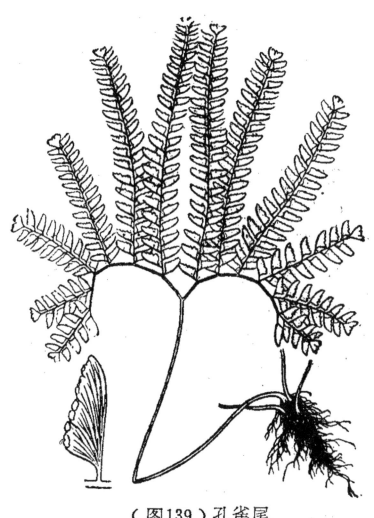

（图139）孔雀尾

配伍：配水黄连、扁蓄、车前草治湿热、淋浊；配侧耳根、泥鳅串、红浮萍治肾炎水肿；配

339

1949
新 中 国
地 方 中 草 药
文 献 研 究
(1949—1979年)
1979

小马蹄草、玉米须、大枣治肝炎；配蒲公英、锋头草、紫花地丁捣绒外敷治乳痈、疮痈初起。

竹 叶 菜

来源： 为鸭跖草科鸭跖草属 植 物 鸭 跖 草 Co-melina communis L.的全草。

形态简述： 一年生草本。茎多分枝，绿色或带紫色，下部匍匐，具短细毛，节稍膨大，触地生根。单叶互生，光滑，阔披针形，全缘，下延成膜质闭合鞘。夏日由叶鞘内抽出花梗，先端生2～4朵小花，组成聚伞花序，花序为一佛焰苞片包围。

多生于较阴湿的田边、路旁、沟边、坡地，各地均有分布。

采集加工： 八至九月采集，洗净，晒干备用。

性味功能： 淡，寒。利尿，清热解毒。

主治： 热淋，扁桃腺炎，肠炎，痔疮，肺热咳嗽，毒蛇咬伤，痈疽未溃。

340

用量：0.5～1两，外用适量。

配伍：配淡竹叶，龙胆草治热淋；配三匹风、大力治扁桃腺炎；配马齿苋、苦瓜治肠炎；配佛顶珠、水皂角治痔疮；配麦冬、桑白皮、黄芩治肺热咳嗽；配青蒿、一支箭捣绒外敷治毒蛇咬伤，痈疽未溃。

水　皂　角

来源：为豆科合萌属植物田皂角Aeschyno-mene indica L.的全草。

形态简述：一年生草本，高可达一米。主根白色，须根多。茎直立，中空，多分枝，表面绿色，枝条有瘤状突起，偶数羽状复叶，互生，通常小叶20～25对，小叶线形至长矩园形。夏秋日开多数黄色蝶形花，成总状花序。

多生于田边、沟边，各地均有分布。

采集加工：八至九月采收，洗去泥沙，晒干入药。

341

1949
新　中　国
地　方　中　草　药
文　献　研　究
(1949—1979年)
1979

性味功能：苦，平。利水渗湿，清热解毒。

主治：肾炎水肿，淋病，痢疾，黄疸，痔疮。

用量：0.5～1两。

配伍：配玉米须、车前草治肾炎水肿；配龙胆草、海金沙治淋病，配六合草、清明菜治痢疾；配茵陈、柴胡、野菜子治黄疸型肝炎；配佛顶珠、臭牡丹根治痔疮。

三　白　草

采源：为三白草科三白草属植物三白草Saururus chinensis（Lonr.）Baill.的根茎。

形态简述：多年生草本，高30～70厘米。地下根茎肉质，白色，地上茎的下部平卧，上部半直立或直立。单叶互生，卵状披针形或卵形，脉5出，全缘，无毛，绿色，但茎端花序下的2～3片叶于开花时常为白色。夏日开多数无花被小花，成总状花序，与叶对生。

多生于沟边、水边及池沼边，各地均有分

342

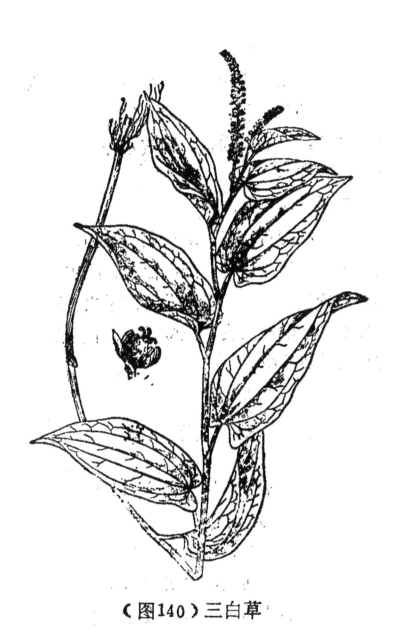

（图140）三白草

343

1949

新　中　国
地　方　中草药
文　献　研　究
(1949—1979年)

1979

布。（图140）

采集加工：七至八月采挖，洗净，晒干入药。

性味功能：甘、淡，凉。清湿热，利小便。

主治：淋病，白带，脚气水肿，肾炎水肿，肺热咳嗽等症。

用量：1～2两。

配伍：配苛草根、鸡屎藤、淮山、大枣、小茴香等治淋病、白带；配桑白皮、陈皮、苏叶、木瓜治脚气水肿；配车前草、泥鳅串、玉米须治肾炎水肿；配桑白皮、三颗针、车前草、瓜蒌壳、甘草治肺热咳嗽。

四　瓣　草

来源：为苹科苹属植物苹 Marsilea quadrifolia L.的全草。

形态简述：多年生水生蕨类小草本，高约10～15厘米。叶远生，由四片小叶组成，两两相对，平展，小叶倒三角形。秋日在叶柄基部生矩

344

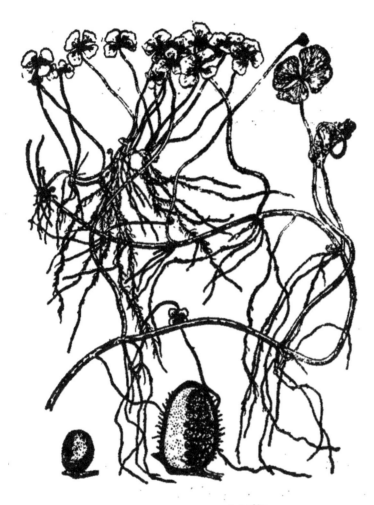

（图141）四瓣草

园形的孢子囊果，内着生多数孢子。

生于水边或水中，各地均有分布。（图141）

345

1949

新 中 国
地 方 中 草 药
文 献 研 究
(1949～1979年)

1979

采集加工：夏季采集，晒干备用，也可鲜用。

性味功能：甘，寒。清热解毒，利尿。

主治：肾炎浮肿，脚气水肿，热淋尿血，火眼，疮毒，痔疮，毒蛇咬伤等症。

用量：0.5～1两。

配伍：配玉米须、车前草、泥鳅串治肾炎浮肿；配木瓜、苍术、陈皮治脚气，配石苇、金钱草、丝茅根治热淋尿血，配三颗针、香樟皮、芙蓉花治疮毒、痔疮；配白芷、鬼针草，内服外敷治毒蛇咬伤；配夏枯草、菊花、薄荷、车前草治火眼红肿疼痛。

天　　葵

来源：为毛茛科天葵属植物天葵Semiaquilegia adoxoides Makino.的块根。

形态简述：多年生草本。块根通常为椭园形或纺锤形，肉质表面光滑，灰黑色，内部白色，块根下部有细长分枝的淡黄色须根。茎丛生，直

346

立，幼时细园，老后方形，有棱，绿色，表面被白色细柔毛。叶二型；根出叶丛生，有长柄，基部略扩张呈鞘状，三出复叶，小叶广楔形，三裂，叶面绿色，叶背紫色；茎生叶与根出叶相似，唯背面淡绿色，叶柄较短，密生柔毛，托叶膜质。春日开紫白色花，单生。骨突果3～4枚。

多生于坡地、土坎及原野，低山区一带有分布。（图142）

采集加工： 夏末秋初苗叶枯萎时采集，洗净，晒干备用。

性味功能： 甘，寒，有小毒。利水通淋，清热解毒。

主治： 尿路结石，瘰疬，疮毒，毒蛇咬伤。

用量： 3～5钱，外用适量。

配伍： 配金钱草、海金沙、郁金、瞿麦治尿路结石；配五朵云、夏枯草、马蹄草治瘰疬；配金银花、野菊花治疮痈肿毒；配鬼针草、白芷外敷、内服治毒蛇咬伤。

347

1949

新　中　国
地方中草药
文　献　研　究
(1949—1979年)

1979

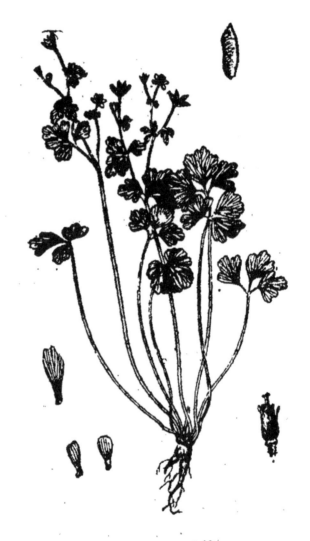

（图142）天葵

348

金 鸡 足

来源：为水龙骨科费蕨属植物金鸡足Phymatodes hastata (Thunb.)Ching 的全草。

形态简述：多年生蕨类植物，全株高10～25厘米。根茎细弱横走，密被淡棕色鳞片。叶远生，叶柄长，禾杆色，光滑，叶片三裂，有时二裂，不裂，甚至五裂，裂片披针形，主脉明显。孢子囊群园形，赤褐色，成单行，稍近中肋着生。孢子期五至十月。

多生于阴湿的林下、谷地、溪沟两岸草丛中及岩石上，分布于山区。（图143）

采集加工：九至十月采收，洗净，晒干入药。

性味功能：微苦，平。利水通淋，清热解毒。

主治：肠炎，痢疾，小便不利。

用量：0.5～1两。

配伍：配六合草、三颗针、甘草治肠炎，痢疾；配车前草、龙胆草、杨柳根治淋病小便不利。

349

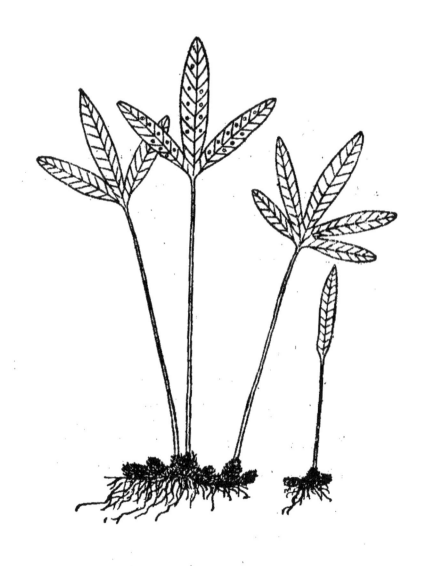

（图143）金鸡尾

350

372

茵　陈　蒿

来源：为菊科艾属植物茵陈 Artemisia capillaria Thunb. 的全草。

形态简述：多年生草本，高60～100厘米。茎直立，表面具纵浅槽，绿褐色或有时带紫褐色，分枝多，老枝无毛，幼枝有细柔毛。根生叶及下部叶形似胡萝卜叶，通常密生白毛，茎上部叶细裂如丝。兰状花序，下垂，成园锥状，花期夏至秋。

多生于较干燥瘦瘠的原野、坡地、路边、河岸，各地均有分布。（图144）

采集加工：春末夏初采集，晒干备用。

性味功能：苦，微寒。除湿热，退黄疸。

主治：肝炎，胆囊炎，热淋，肠炎腹泻。

用量：0.4～1两。

配伍：配金钱草、满天星、水皂角、泥鳅串、水黄连治肝炎、胆囊炎；配扁蓄、龙胆草、律草、甘草治热淋；配六合草、泥鳅串治肠炎腹泻。

备注：玄参科阴行草属植物阴行草Siphono-

1949

新 中 国
地 方 中 草 药
文 献 研 究
(1949—1979年)

1979

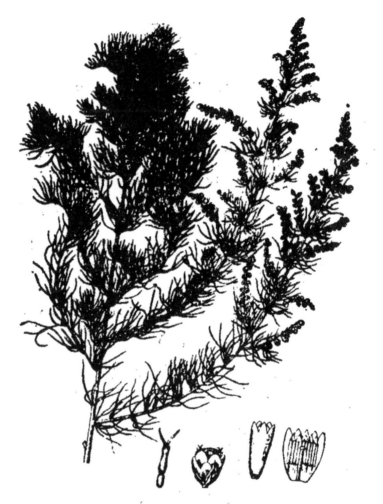

（图144）茵陈蒿

stegia chinensis Benth. 的全草，俗称黑茵陈，亦作茵陈蒿用。

352

鸭 公 青

来源：为鼠李科勾儿茶属植物云南勾儿茶 Berchemia yunnanensis Franch.的根。

形态简述：依伏状灌木，长达2～3米。根黑色，断面淡白色，茎光滑，脆硬。小枝浅褐色或橄榄色，光滑，单叶互生，具6～10对明显的侧脉、椭园形或卵形，全缘叶面深绿色，背面黄白色。花2～5朵簇生，略显黄色，集成总状花序，多顶生，少有腋生。核果矩园形，成熟时紫黑色。

多生于向阳的土坎或荒坡上，各地均有分布。（图145）

采集加工：秋末采挖其根，切段，晒干备用。

性味功能：甘、淡，平。清热利湿、祛风活络。

主治：赤白痢疾，淋病，红崩、白带，风湿骨痛。

用量：1～2两。

配伍：配六合草、马齿苋治痢疾；配车前草、

353

1949
新 中 国
地 方 中 草 药
文 献 研 究
(1949—1979年)
1979

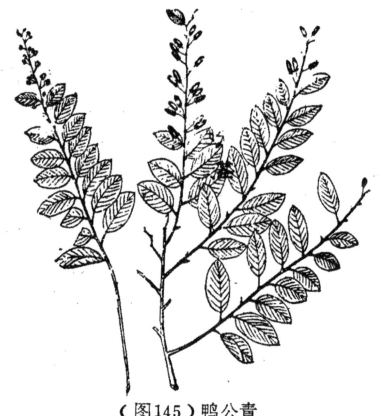

（图145）鸭公青

石苇、满天星治淋病；配大蓟、地榆、泡参、甘草治妇女红崩；配龙胆草、车前草、臭椿根皮治湿热白带；配水蜈蚣、阎王刺根治风湿骨痛。

　　备注：同属植物牯岭勾儿茶　B.kulingens-is Schneid.亦作鸭公青用。

354

满天星（明镜草、星宿草）

来源： 为伞形科天胡荽属植物天胡荽Hydro-
cotyle rotundifolia Roxb. 及同属植物小天胡
荽H. nitidula Rich. 毛叶天胡荽H. coilfordi
Maxim. 的全草。

形态简述： 天胡荽——多年生小草本。全株
具特异气味，铺地生长，茎细长柔弱，节处生根。
单叶互生，园形或肾形，掌状浅裂，通常5～7裂，
裂片上有园齿，叶片有光泽，托叶鞘状。春夏之
际叶腋间抽出花梗，梗端着生10～15朵白色带淡
红紫晕的小花，成伞形花序。

小天胡荽——与天胡荽主要区别是：本种叶
形稍小，裂片较狭长，花序由4～5朵花组成。

毛叶天胡荽——与天胡荽主要区别是：本种
茎稍斜生，叶略作园形，数浅裂，叶面散生细毛，
叶柄及花梗较长。

多生于润湿肥沃的原野、路旁，常成片生长，

355

1949
新 中 国
地 方 中 草 药
文 献 研 究
(1949—1979年)
1979

各地均有分布。

采集加工：随用随采，洗净入药。

性味功能：苦、辛，平。清热，利湿，解毒，止咳平喘。

主治：痢疾，黄疸，淋病，火眼，百日咳，咽喉肿痛，捣绒外敷痈疽肿毒。

用量：0.5～1两。

配伍：配乌梅、三颗针、查肉治痢疾；配茵陈、金钱草、板兰根治黄疸；配金钱草、水黄连、地肤子治湿热淋病；配菊花、夏枯草、荆芥、充蔚子治火眼；配三四风、五朵云、三颗针、甘草治百日咳；配大力子、三匹风、荆芥、牛膝治咽喉肿痛；单用本品煮鲫鱼汤服；有止咳平喘作用。

铁 扫 把

来源：为藜科地肤属植物地肤 Kochia scoparia (L.) Sehrad. 的全草。

形态简述：一年生草本，高1～1.5米。茎初为

356

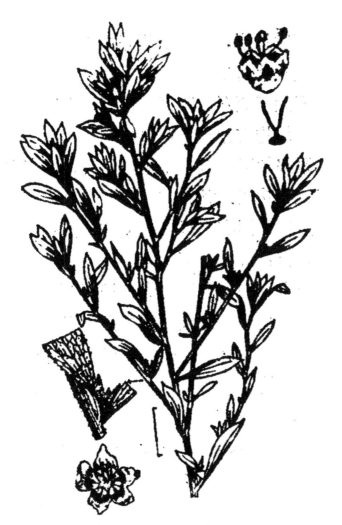

（图146）铁扫把

淡绿色，至秋季可变为红色，幼时具软毛，后变
光滑。单叶，互生，几乎无柄，广披针形至狭披针

357

1949

新　中　国
地 方 中 草 药
文　献　研　究
(1949—1979年)

1979

形，有时线形，叶大小不等。夏日开多数小花，单生或数朵簇生于叶腋。

多生于原野，路旁，庭园周围，亦有家植的，各地均有分布。(图146)

采集加工：秋季采集，切段，晒干备用。

性味功能：甘、苦，寒。清湿热，利小便。

主治：湿疹，风疹，喉痛，淋病等症。

用量：0.5～1两。

配伍：配石龙胆、大力子、苦参、马齿苋、夏枯草等治湿疹；配大力根、山豆根、银花藤、鲜芦根治咽喉肿痛；配阳雀花根、侧耳根、紫花地丁煎汤薰洗治阴部搔痒。

小马蹄草（馬蹄金）

来源：为旋花科马蹄金属植物马蹄金Dichondra repens Forst. 的全草。

形态简述：多年生纤弱小草本。茎匍匐，节处生根。单叶互生，叶片园形至肾形，基部深心

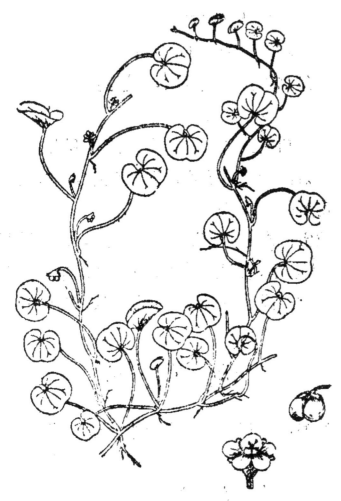

（图147）小马蹄草

形，全缘，叶脉明显。春末夏初，叶腋单生小
花，不明显。

1949
新中国
地方中草药
文献研究
(1949—1979年)
1979

喜生于肥沃润湿之原野、地边，常成片生长，各地均有分布。（图147）

采集加工：夏秋采收，洗净，晒干备用或鲜用。

性味功能：苦、辛，寒。清热利湿。

主治：黄疸，痢疾，肺热咳嗽，咯血。

用量：0.5～1两。

配伍：配龙胆草、茵陈、查肉、大枣治湿热黄疸；配马齿苋、清明菜治痢疾；配马蹄草、车前草治肺热咳嗽；配金娃娃草、丝茅根、白芨治咯血。

阳 雀 花

来源：为豆科锦鸡儿属植物锦鸡儿 Caragana sinica (Buchoz) Rehd.的花及根皮。

形态简述：落叶灌木。小枝细长，棱明显，灰褐色，光滑。羽状复叶，由四小叶组成，小叶质薄而坚，通常每节数叶丛生，叶轴通常宿存。春日开黄色蝶形花，下垂，后变褐黄色，通常单

360

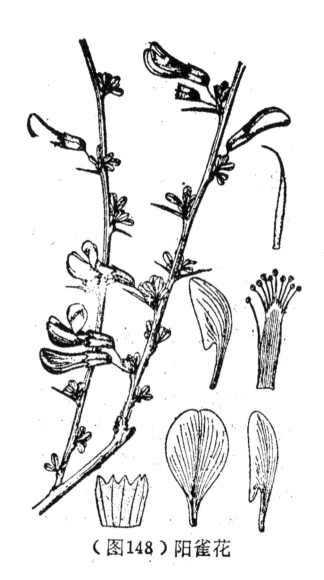

（图148）阳雀花

生，间有二朵簇生.

1949

新 中 国
地 方 中 草 药
文 献 研 究
(1949—1979年)

1979

多生于原野、坡地、沟边、林边，分布于低山区一带。（图148）

采集加工：夏末秋初，将根挖起，洗去泥沙，切去细根，刮尽黑褐色粗皮，用刀顺剖后抽去木心，晒干备用。

性味功能：甘、辛，平。清热，利尿，止血，催乳。

主治：风湿，水肿，淋浊，白带，妇人乳汁不足，血崩，肺痨咯血。

用量：4～8钱。

配伍：配桑枝、舒筋草、稀莶草治风湿骨痛；配车前草、桑白皮、玉米须治肾炎浮肿；配四瓣草、三颗针治淋浊；配鸡冠花、昏鸡头炖肉服治白带、血崩；配黄精、玉竹炖鸡服治妇人乳汁不足；配漆姑草、金娃娃草治肺痨咯血。

备注：我区部分地方将本品作白藓皮用，疗效是否相同，尚待研究。（按：白藓皮原植物为芸香科白藓属植物白藓 ictamnus albns L.的树皮）。

362

小 木 通

来源：为毛茛科铁线莲属植物草本女萎Clematis heracleifolia DC. 及同属一些植物的全草。

形态简述：攀援状草质藤本。茎略直立，具纵棱，幼时被柔毛。三出复叶，对生，小叶卵园形至长椭园形，茎下部小叶三深裂，渐上则裂渐浅，至茎梢为单叶，裂片边缘或叶缘有不规则浅锯齿。夏秋之际，茎顶和叶腋抽出花梗，先端通常生花2～5朵，成聚伞花序，花被四片，黄白色略带紫色。瘦果多数，先端具羽状宿存花柱，能随风飞扬。

多生于坡地、路边和杂木林中，分布于山区。(图149)

采集加工：立秋前后，当开花时采集带叶的茎，晒干备用。

性味功能：辛,平。清热利尿，活络，消痈。

主治：小便不利，喉痹，关节肿痛，疮痈肿毒。

363

1949

新　中　国
地 方 中 草 药
文　献　研　究
(1949—1979年)

1979

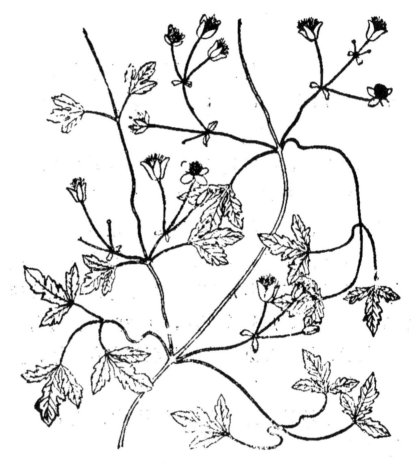

（图149）小木通

用量： 3～4钱。

配伍： 配车前草、金钱草治湿热小便不利；配
挖耳草、三匹风、甘草治喉痹；配稀莶草、桑枝、

364

水蜈蚣治关节肿痛，配蒲公英、野菊花。铧头草治疮痈肿毒。

瞿　麦

来源：为石竹科石竹属植物瞿麦 Dianthus superdus L. 的全草。

形态简述：多年生草本，高约30厘米。茎微具四棱，光滑，深绿色，二歧分枝，节微膨大。单叶对生，线状披针形，全缘，基部抱茎。夏秋开花，单生于顶部叶腋或枝顶，粉红色至紫红色，花冠具爪，顶端边缘细深裂。蒴果顶裂，具多数黑色种子。

多生于坡地草丛中，分布于山区。(图150)

采集加工：夏秋采集，晒干切段入药。

性味功能：苦，寒。清热，利尿，破血通经。

主治：热淋，水肿，闭经。

用量：3～4钱。

配伍：配杨柳须根、龙胆草、甘草治火淋尿

365

1949
新　中　国
地 方 中 草 药
文　献　研　究
(1949—1979年)
1979

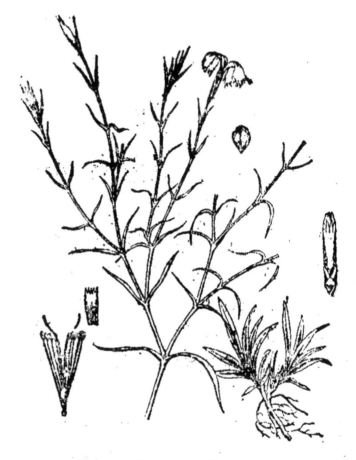

（图150）瞿麦

血；配冬瓜皮、车前草、橘核治水肿小便不利，
配香附、桃仁、红牛膝治闭经。

　　备注：孕妇忌服，体虚患者慎用。

366

臭黄荆

来源：为马鞭草科腐婢属植物短柄腐婢Pra-mna ligustroides Hemsl.的根，叶亦可入药。

形态简述：灌木，高约4米。根黄色，小枝园柱形，灰褐色，嫩时多柔毛，含大量粘液质。叶对生，揉之有臭气，叶柄短或近无，有短柔毛，叶长卵园形至卵状披针形，全缘或波状，叶面绿色，叶背淡绿，密被短毛。夏日开多数浅黄色小花，成聚伞花序状园锥花丛，顶生。小坚果灰白色。

坡地、原野、路边、石缝中均有生长，低山区一带多有分布。（图151）

采集加工：夏采叶，秋采果，冬采根，洗净，晒干备用。

性味功能：苦，凉。根清热利湿，解毒；叶解毒消痈。

主治：根治痢疾，疟疾，痔疮，脱肛，风火

1949

新 中 国
地 方 中 草 药
文 献 研 究
(1949—1979年)

1979

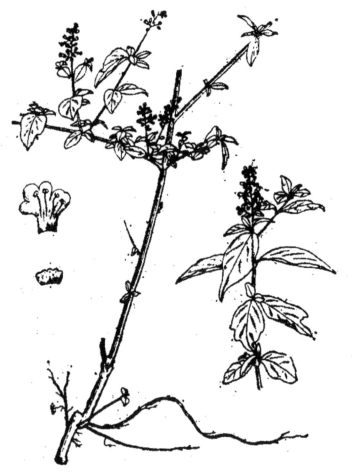

（图151）臭黄荆

牙痛，肾炎水肿；叶治诸疮肿毒。

　　用量：根1～2两；种子0.5～1两；叶外用适量。

　　368

配伍：根配六合草、清明菜治痢疾；配柴胡、水蜈蚣、艾叶、甘草治疟疾；配无花果、椿根皮、雀不站根炖肉服，治痔疮；配泡参、马齿苋、昏鸡头、棕树根、夜关门治脱肛；配僵蚕、蜂房、甘草、地骨皮治风火牙痛；配三白根、桑白皮、侧耳根、车前草、玉米须治肾炎水肿，叶配蒲公英捣绒外敷，治诸疮肿毒。

迎 春 花

来源： 为木犀科素馨属植物迎春花 Jasminum nudiflorum Lindl. 的叶。

形态简述： 落叶灌木。茎略呈蔓性，枝细长，幼枝四棱形，无毛。叶对生，单叶或三出复叶，小叶卵形或长方状卵形。早春开黄色花，花冠高脚碟形。

多生在山坡灌丛中，但多为家植，各地均有分布。(图152)

采集加工： 四月采集，晒干备用。

369

1949

新 中 国
地方中草药
文 献 研 究
(1949—1979年)

1979

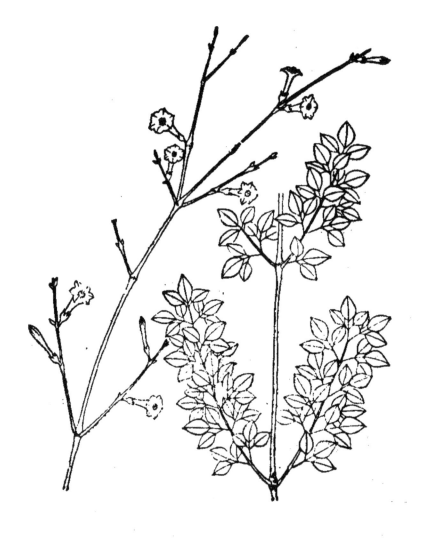

（图152）迎春花

性味功能：苦、辛，平。清热，解毒，发汗，

370

利尿。

主治：疮痈肿毒，风热感冒，热淋，肾炎水肿。

用量：3～4钱。

配伍：配菊花、银花藤、马齿苋、蒲公英治疮痈肿毒；配薄荷、大力、桑叶、蝉蜕、荆芥、甘草治风热感冒；配四瓣草、车前草、杨柳须根治热淋；配车前草、泥鳅串、侧耳根治肾炎水肿。

路边鸡（路边荆）

来源：为茜草科六月雪属植物白马骨Serissa serissoides Druce。 及六月雪 S.foetida Comm。的全株。

形态简述：白马骨——落叶小乔木。根粗壮，灰色，分枝多，老枝节上具环节，为托叶落后之痕迹。单叶，通常丛生于小枝上，倒卵园形至倒披针形，全缘，基部渐狭而成一短柄，托叶对生，基部膜质而阔，顶有锥尖状裂片数片。春

371

1949

新　中　国
地方中草药
文　献　研　究
(1949—1979年)

1979

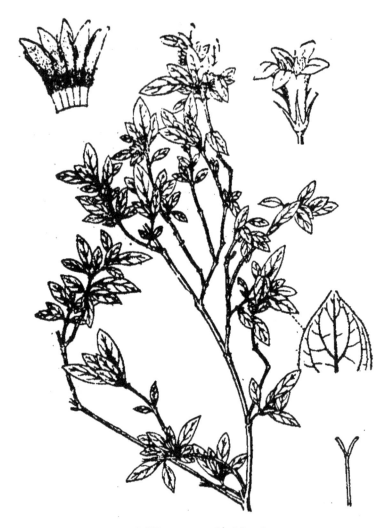

（图153）路边鸡

夏之际开白色小花，丛生于小枝顶和近顶部叶

372

胺。（图153）

六月雪——与上种主要区别是：叶较小，为狭椭园形或狭椭园状倒披针形。

多生于原野、路边，亦有栽培供观赏的，各地均有分布。

采集加工：四季可采集，切段，晒干备用。

性味功能：淡，凉。清热，利湿，解毒。

主治：急、慢性肝炎，风火牙痛，高血压头晕目眩。

用量：1～2两。

配伍：配小马蹄草、干油菜治肝炎；配地骨皮、齐头蒿治风火牙痛；配桑叶、夏枯草治高血压头痛头晕。

栖 木 树

来源：为桦木科栖属植物栖木 Alnus cremastogyne Burk.的嫩枝叶，树皮亦供药用。

形态简述：落叶乔木。树皮光滑，灰色，小

373

1949

新 中 国
地 方 中 草 药
文 献 研 究
(1949—1979年)

1979

枝灰黑色，具灰白色皮孔，幼时有短软毛，老时脱落。单叶互生，倒卵形至倒卵状矩园形，边缘具细锯齿。秋日开花，单性同株，雄花序为柔荑花序，下垂，雌花序球形。小坚果卵形，扁平，具膜质翅。

多生于沟边及润湿的坡地、谷地，各地均有分布。

采集加工：春末采集，洗净，鲜用或晒干备用。

性味功能：苦，凉。利水通淋，清热凉血。

主治：热淋，鼻衄，肝炎，胆囊炎，肾炎，腹泻。

用量：3～5钱。

配伍：配丝茅根、茜草治鼻衄；配茵陈、三颗针、夏枯草治肝炎，胆囊炎；配玉米须、车前草、红浮萍治肾炎；配谷芽、清明菜治肠炎腹泻；配四瓣草、知母治火淋；配葡萄根、夏枯草、金钱草治胆结石。

374

木　槿

来源：为锦葵科木槿属植物木槿 Hibiscus syriacus L. 的花及皮。

形态简述：落叶灌木，通常高2～3米，多分枝，体内含有粘液。小枝灰白色，幼时长有星状绒毛。单叶互生或2～4片簇生，卵形至广卵形，通常叶片上半部三裂，裂片边缘有不规则钝齿或刻缺，下半部全缘。夏日开花，白色、粉红色、兰色、兰紫色不等，单瓣或重瓣。

喜生在沟渠边、田边及路旁，亦有栽培作绿篱或供观赏的，各地均有分布。（图154）

采集加工：花于夏季盛开时，选择晴天将花摘下，晒干备用；皮四季采集，洗净晒干备用。

性味功能：花甘，平。清热，解毒，利尿，除湿；皮辛、苦，平。清热解毒，杀虫止痒。

主治：花治红崩白带，淋浊，痢疾；皮治痢疾，白带，肠风下血，顽癣。

375

1949

新 中 国
地 方 中 草 药
文 献 研 究
(1949—1979年)

1979

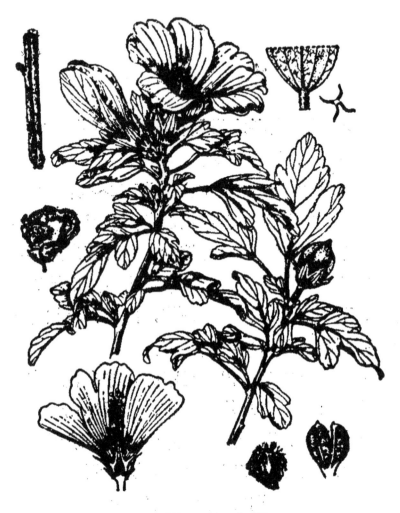

（图154）木槿

用量：花2～3钱；皮2～5钱，外用适量。

配伍：花配侧柏叶、地榆治红崩；配龙胆

376

草、车前草治湿热白带及淋浊；配马齿苋、白头翁治痢疾。皮配马齿苋、苦瓜治痢疾；配莲米、准山、贯众炖鸡、炖肉服治脾虚白带；配地榆、知母治肠风下血；配白芷粉泡醋外擦顽癣。

六、逐水药类

逐水药适用于水肿，胸腹停水，痰饮积聚等实证。因其作用猛烈，服后不仅引起腹泻，而且大便多呈水样，便次频繁，还可有轻微逼坠现象，可使病人感到很不舒服。因此，如无十分必要，一般都不宜使用这类药物。

京 大 戟

来源：为大戟科大戟属植物北京大戟 Euphorbia pekinensis Rupr.的根。

形态简述：多年生草本，高30～70厘米。主

377

1949

新 中 国
地方中草药
文 献 研 究
(1949—1979年)

1979

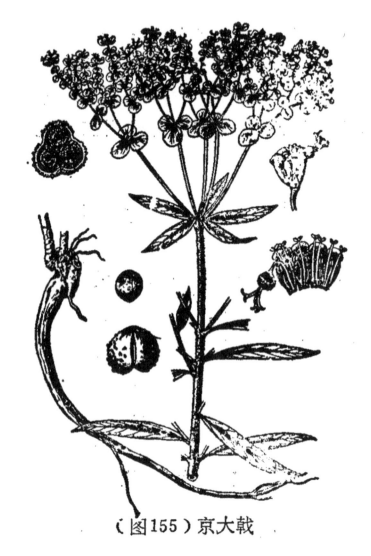

（图155）京大戟

根肥大，园锥形，白色，光滑，茎直立，具细纵
棱，被白色卷状柔毛，上部常分枝。叶互生，披

378

针形至长椭园状披针形，全缘，光滑，无叶柄。夏日开花，顶生，基部具五片轮生叶，其上常抽出五枝花枝，其上更分三枝，最上呈二叉分枝，杯状花序，雄花数朵，雌花一朵，花小，极不显著。蒴果三棱状球形，表面具疣状突起。

喜生于湿润的路边、水边和山坡草丛中，各地均有分布。(图155)

采集加工：三至四月挖取其根，不使残损，洗净，晒干备用。

性味功能：苦、寒，有毒。攻下逐水。

主治：水肿胀满，痰饮积聚，近几年来应用于晚期血吸虫病患者，对排除腹水有一定效果。

用量：0.5～1钱。

配伍：配牵牛子、大枣、生姜、红糖共为丸服治水肿胀满；配葶苈、大枣治痰饮积聚。

备注：本品有强烈的毒性，用量不宜过大，以免引起中毒，对孕妇、体弱患者均应忌用。

379

1949

新 中 国
地 方 中 草 药
文 献 研 究
(1949—1979年)

1979

芫　　花

来源：为瑞香科瑞香属植物芫花Dabhne-genkwa Sieb.et Zucc.的花蕾，其 根 和皮亦供药用。

形态简述：落叶灌木，高约1米 左 右。枝细长，直立，表面略呈紫褐色，幼枝密被柔毛。单叶对生，少互生,叶柄短,被柔毛,叶片椭园形,全缘，背面疏生柔毛，脉上较密。春日开淡紫色花，3～7朵簇生于枝端短梗上。

多生于坡地、路旁，低山区一带均有分布。（图156）

采集加工：春季采集其花，秋季采挖其根，晒干备用。

性味功能：辛，温，有毒。花峻下逐水，根和皮活血驱风，舒筋止痛。

主治：花治实证水肿，肝硬化腹水。根皮治跌打损伤，筋骨疼痛。

用量：0.5～1钱。

380

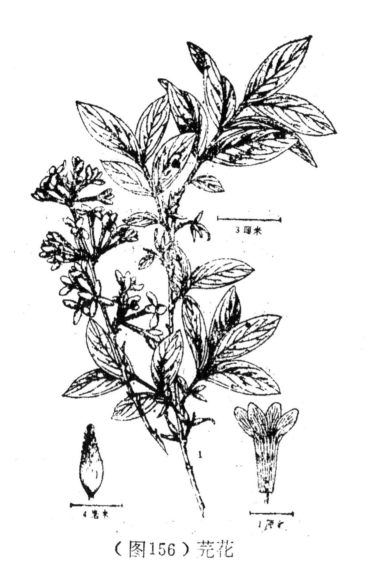

（图156）芫花

配伍： 花配牵牛子、大枣、车前草治肝硬化

381

1949

新 中 国
地 方 中 草 药
文 献 研 究
(1949—1979年)

1979

腹水；根皮配八角枫、接骨木、水当归泡酒服，治跌打损伤，筋骨疼痛。

备注：孕妇忌用。

牵牛子（丑牛）

来源：为旋花科牵牛属植物牵牛 Pharbitis nil Choisy和园叶牵牛 P. purourea Voigt. 的种子。

形态简述：牵牛——一年生缠绕藤本，长可达3～6米，茎左旋。叶互生，具长柄，通常三浅裂至三深裂，亦有全缘的，两面均被毛。秋日开各色花，1～3朵腋生，花冠漏斗状。蒴果球形，具种子数粒，黑褐色或黄白色。

园叶牵牛——与上种主要区别是：叶心形至卵园形，全缘。

生于路旁、原野、丛林中，亦有栽培供观赏的，各地均有分布。

采集加工：秋季采集成熟果实，取出种子，

382

晒干备用。

性味功能：苦，寒，有小毒。泻下，利尿，消积，杀虫。

主治：水肿，食滞腹痛，蛔虫病。

用量：1～3钱，作煎剂，若作丸剂，量应减半。

配伍：配车前草、桑白皮、鸡屎藤、陈皮治脚气水肿；配隔山撬、麦芽、小茴香、泥鳅串治食滞腹痛；配南瓜子、扁竹根、苦楝皮、甘草有驱蛔虫作用。

叫梨子（乌槎子）

来源：为鼠李科鼠李属植物匙叶鼠李 Rhamnus spatulaefolia Fisch. 的根及果实。

形态简述：落叶灌木。有细长的枝刺，小枝灰色或杂见灰褐色。小枝顶端的叶3～5片簇生，茎枝上的叶互生，椭园状倒披针形或长椭园形，边缘有浅锯齿。夏季开淡黄绿色小花，腋生。

383

1949

新 中 国
地 方 中 草 药
文 献 研 究
(1949—1979年)

1979

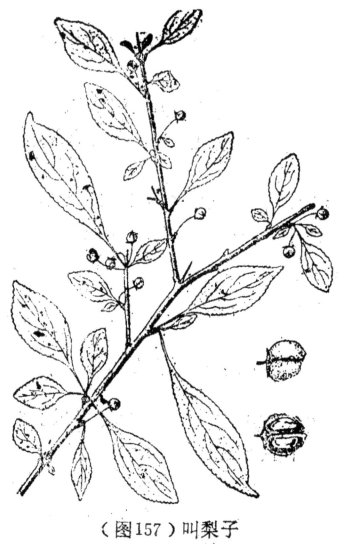

（图157）叫梨子

多生于坡地、路旁，丘陵区有分布。（图157）

384

采集加工：果实于成熟时采收。九至十月采挖其根，洗净，晒干备用。

性味功能：苦，凉。利水，消食，行气，祛淤。果实效力尤强。

主治：水肿，食积胀满，胃痛嗳气，便秘，跌打损伤，痛经。

用量：根0.5～1两，子0.5～1.5钱。

配伍：根配隔山撬、黄荆米、淮山为末，治消化不良，胃痛气胀；单用子为末煮膠糟服，治腹水。子配牛耳大黄、萝卜子、隔山撬治大便秘结；根配舒筋草、土三七、接骨木泡酒内服外搽'治跌打损伤；配益母草、当归、艾叶、香附治痛经。

桊 子 树 根

来源：为大戟科乌臼属植物乌臼 Sapium sebiferum（L.）Roxb.的根。

形态简述：落叶乔木，具白色乳汁。单叶互

335

1949

新 中 国
地 方 中 草 药
文 献 研 究
(1949—1979年)

1979

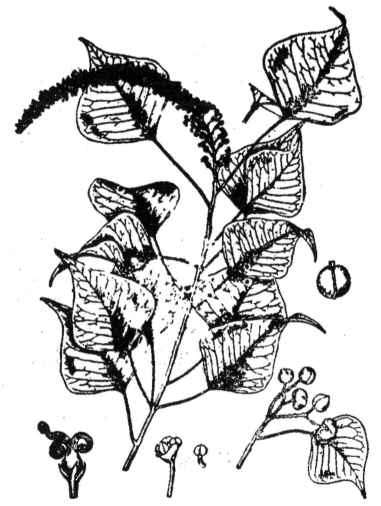

（图158）椇子树根

生，全缘，光滑，叶柄细长，叶片菱状卵形，叶基部具蜜腺一对，叶脉在背面凸起。夏日开绿黄

386

色小花，雌雄同株，成顶生穗状花序，雄花生于花序上部，雌花生于花的下部。

多生于坡地、原野，亦有栽培的，各地均有分布。（图158）

采集加工：九至十月采收，洗净，晒干备用。

性味功能：苦、辛，寒，有小毒。活血，消肿，利尿，通便。

主治：小便不利，腹水，跌打损伤，大便秘结。

用量：3～5钱。

配伍：配当归、接骨木等泡酒服治跌打损伤；配胡麻仁、牛耳大黄根治大便秘结；配小茴、白术、车前仁各等分为末、每服一钱，一日二、三次，开水送服，治肝硬化腹水，至腹水减退大半则停服，另进健脾、软坚，疏肝养血之方调治。

附注：本品能通利二便，虚人慎用，孕妇禁服。

387

1949
新 中 国
地 方 中 草 药
文 献 研 究
(1949—1979年)
1979

七、缓下药类

缓下药的泻下作用较为缓和，适用于老人、儿童、体弱之人的便秘，腹胀等症。

火 草 苗

来源：为菊科野塘蒿属植物野塘蒿Erigeron linifolius Willd.的全草。

形态简述：多年生草本，高60～70厘米，全株具粗毛。单叶互生，狭披针形，边缘具疏波状齿或羽裂，叶基部下延略抱茎，深绿色。兰状花序多个，组成总状花序，花期夏至秋。

多生于原野、坡地、路边，备地均有分布。（图159）

采集加工：秋季采集，洗净，晒干备用或随采随用。

性味功能：苦、辛，寒。缓泻，行气消胀。

388

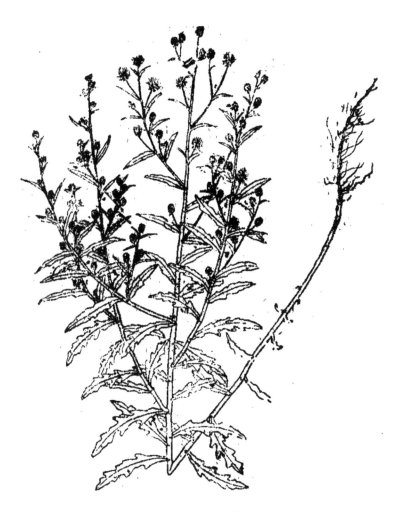

（图156）火草苗

主治：大便燥结，气滞胀满。

用量：3～4钱。

389

1949

新中国
地方中草药
文献研究
(1949—1979年)

1979

配伍：配大晕药根治大便燥结；配黄荆米、怀胎草治气滞胀满。

牛　耳　大　黄

来源：为蓼科酸模属植物尼泊尔酸模Rumex nepalensis Spr. 及同属一些植物的全草。

形态简述：多年生草本，高可达1米余。根粗壮，黄色，切面红色。单叶互生，叶片长椭园形，边缘不整齐波状，杂生于花序中叶的叶柄短或无，下部叶的叶柄较长。初夏开花，花序由簇生的数花组成，簇与簇之间有距离。

多生于较润湿的沟边、地边、原野、坡地，各地均有分布。（图160）

采集加工：夏季开花后采集，洗净，晒干备用。

性味功能：苦，寒。清热，解毒，通便。

主治：湿热痢疾，大便结燥，神经性皮炎，顽癣。

390

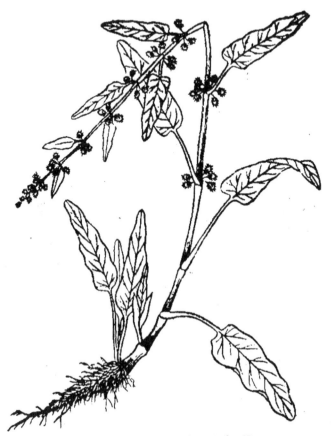

（图160）牛耳大黄

用量：3～5钱，外用适量。

配伍：配猪鼻孔、水黄连，萝卜头、泥鳅串等治湿热痢疾；配火麻仁治习惯性便秘；单用根磨醋外擦，治神经性皮炎、顽癣。

391

1949
新 中 国
地 方 中 草 药
文 献 研 究
(1949—1979年)
1979

大 叠 莉

来源：为蓼科酸模属植物土大黄 Rumex madaio Makino 的叶及根。

形态简述：多年生草本，高约1米，宿根肥厚，园锥形，有分枝，黄色。叶二型：基部叶具长柄，丛生，椭园形至长椭园形，边缘微波状，绿色，叶脉在叶背突出，均为红紫色；茎生叶柄短或近无，卵状披针形，近茎顶的叶成苞片状。秋日开绿黄色小花，簇生在节上，复组成园锥花序。

多生于润湿肥沃的原野、坡地，各处均有分布。（图161）

采集加工：叶随用随采，根冬、春采收，洗净，切片，晒干备用。

性味功能：根苦、酸，寒。清热解毒，通便；叶甘、微酸，平。清热，息风。

主治：根治顽癣，秃疮，便秘；叶治眩晕，吐血，便血，鼻衄等症。

392

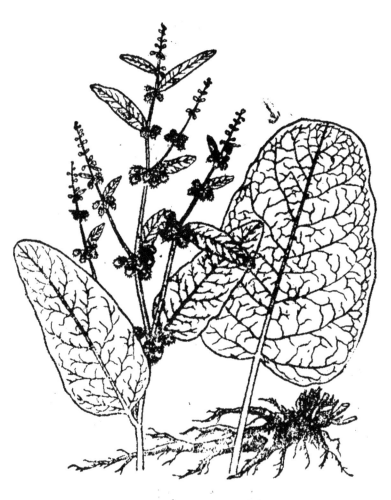

（图161）大晕药

用量：根3～5钱，鲜叶0.5～1两。

配伍：根磨醋搽顽癣；配食盐少许、天名精

393

1949
新 中 国
地方中草药
文 献 研 究
(1949—1979年)
1979

叶共捣绒外敷秃疮；单用本品煎服治便秘。叶配当归、臭牡丹根、角麻治眩晕；配旱莲草、丝茅根、六合草治各种失血。

八、祛风除湿药类

凡能祛除风湿以解除痹痛的药物，叫祛风除湿药，其中一部份药还兼有补肝肾、壮筋骨的作用。

由于痹痛的症状表现比较复杂。故在临床处理时还必须注意到偏虚、偏实、偏寒、偏热，予以恰当地配合治疗。如果痹痛日久，已成痿废，则非近期所能治愈，须将祛风活络、强筋壮骨的处方做成丸剂或酒剂，作较长期的服用。

八 角 枫

来源：为八角枫科八角枫属植物八角枫 Alangium chinense(Lour.)Rehd.的带叶枝及根。

394

形态简述：落叶小乔木。单叶互生，叶柄带紫红色，叶片形状不一，但通常为卵形至心脏形，顶端长尖，全缘或有 2～7 裂，裂片大小不一，叶面深绿色，叶背浅绿色，均有细毛散生，在叶背脉腋处各具长毛一簇。夏日由叶腋抽花梗，着生 8～15 朵白色（后变乳黄色）小花，组成聚伞花序。核果卵形，黑色。

喜生于向阳润湿的坡地、路旁，亦有在庭园栽植的，各地均有分布。

采集加工：夏季采枝叶，四季均可采根，洗净，晒干备用。

性味功能：辛，平，有小毒。祛风除湿，活血止痛。

主治：风湿疼痛，麻木，跌打损伤。

用量：3～5 钱。

配伍：配斑竹根、丝瓜络治风湿疼痛；配当归、女贞子、桔络、乌稍蛇泡酒服治风湿麻木；配水蜈蚣、鹅儿肠泡酒服治跌打损伤。

备注：孕妇忌服。

395

1949
新 中 国
地 方 中 草 药
文 献 研 究
(1949—1979年)
1979

三 角 风

来源：为五加科常春藤属植物中 华 常 春 藤 Hedera nepalensis K. Koch. var. sinensis Rehd.的全株。

形态简述：常绿攀援灌木，借气根攀援。单叶互生，革质，营养枝的叶全缘或三裂，生殖枝上的叶为椭园状卵形至椭园状披针形。秋日开多数绿黄色小花，成伞形花序，复组成园锥花丛。浆果状核果园球形，橘黄色或红色。

通常生于大树或岩石上，山区一带 多有分布。（图162）

采集加工：四季采集，洗净入药。

性味功能：苦、辛，凉。祛风除湿，清热解毒。

主治：风湿骨痛，风湿流注，肝炎，角膜云翳，疮痈肿毒。

用量：3～5钱。

配伍：配蒲公英、野菊花治痈疽化脓病；配菊

396

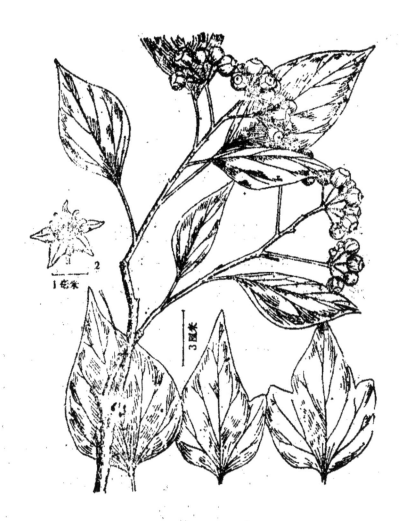

（图162）三角风

花、木贼、充蔚子治角膜云翳；配茵陈、柴胡、水苋
菜治肝炎；配蒲公英、五朵云、桑枝、蚕沙治风

1949

新 中 国
地 方 中 草 药
文 献 研 究
(1949—1979年)

1979

湿流注，配当归、续断、五加皮、大枣治血虚风痹。

附注：我区一些地方用本品果实作行气止痛药用，俗称"土玄胡"。录此以供参考。

威 灵 仙

来源：为毛茛科铁线莲属植物中华威灵仙 Clematis chinensis Osbeck. 的全草。

形态简述：蔓生或攀援性半常绿灌木。根细长，黑褐色，茎暗绿色，园柱形，有纵棱。羽状复叶对生，小叶通常五枚，狭拔针形至卵园形，全缘，叶面深绿色，无毛，叶背淡绿色，中脉有毛，叶柄长。夏日开多数白色或微带绿色小花，成园锥花丛。瘦果卵形，扁平，顶端具宿存花柱，花柱上着生白色丝状毛，羽状排列。

多生于向阳的林缘、路边、沟边及坡地，分布于山区及丘陵区。（图163）

采集加工：夏、秋季采集，洗净，鲜用或晒干用。

398

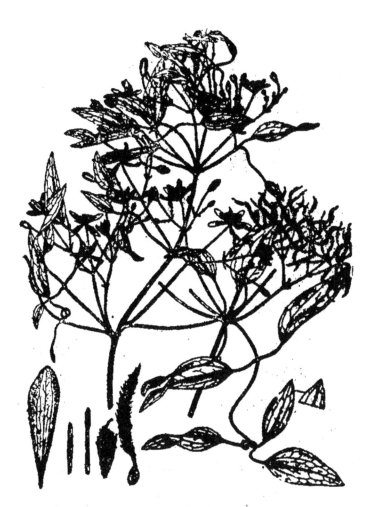

（图163）威灵仙

性味功能： 辛，温。祛风除湿，舒筋活络。
主治： 风湿骨痛，跌打损伤。

399

1949

新 中 国
地 方 中 草 药
文 献 研 究
(1949—1979年)

1979

用量：2～4钱。

配伍：配苍术、木通、伸筋草、大枣、五加皮治风湿骨痛；配伸筋草、红毛七泡酒 服 治跌打损伤。

老 鹳 草 （老贯草）

来源：为牻牛儿苗科老鹳草属植 物 老 鹳 草 Geranium nepalense Swect.的全草。

形态简述：多年生草本。全体具白色细毛，茎分枝，斜卧地面，幼时近直立。单叶对生，3～5掌状深裂，最终裂片菱状倒卵形，边缘有粗锯齿，叶面浓绿色，叶背淡绿色，具柔毛。夏日叶腋抽出长花梗，其上着生一朵或数 朵 淡 红 色花，花瓣上有深红色条纹。分果，顶端具喙，熟时卷曲，种子弹出后果皮即挂在花枝上。

多生于草坡、林边、荒地，低山区一带均有分布。（图164）

采集加工：八至九月将全草拔起，抖净泥沙，晒干备用。

400

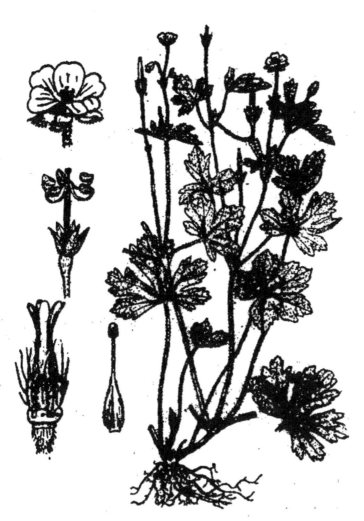

（图164）老鹳草

性味功能：苦、微辛，温。祛风，除湿，活血，强筋。

401

1949
新中国
地方中草药
文献研究
(1949—1979年)
1979

主治：风湿关节痛，四肢麻木、酸软。

用量：3～5钱。

配伍：配五加皮、三角风、大枣泡酒服治风湿关节痛，四肢麻木、酸软等症。

备注：近来有人单用本品煎服治肠炎、痢疾有一定效果。

舒 筋 草

来源：为凤尾蕨科凤尾蕨属植物蜈蚣草 Pteris vittata L. 的全草。

形态简述：多年生蕨类草本，高20～80厘米。根茎短，被黄棕色线状披针形鳞片。叶丛生，一回羽状复叶，羽片多数，无柄，叶二型：孢子叶顶端羽片最长，以下递次减短，孢子囊群线形，近羽叶边缘连续着生，但不达羽叶顶端，囊群盖与囊群同形，膜质，由叶缘反卷而成，营养叶羽片边缘具小锯齿，上部最长，以下递次减短，最下部羽片成耳形。孢子期6～10月。

402

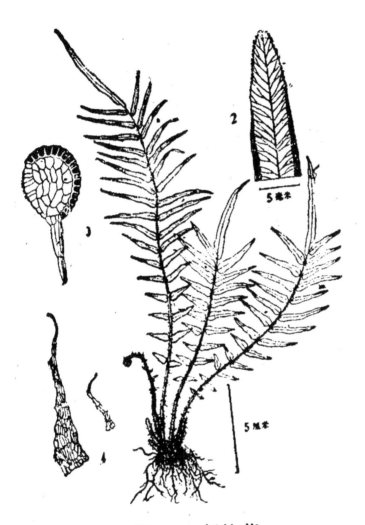

（图165）舒筋草

多生于林下、岩石上，山区常见，丘陵区亦

403

1949

新　中　国
地方中草药
文　献　研　究
(1949—1979年)

1979

有分布。（图165）

采集加工：四季采收，洗净，晒干备用。

性味功能：苦、微辛，平。祛风除湿，活络止痛。

主治：风湿骨痛，跌打扭伤。

用量：2～4钱。

配伍：配桑枝、石南藤、九姜连泡酒服治风湿骨痛；配伸筋草、酸酸草泡酒服治跌打扭伤。

伸　筋　草

来源：为石松科石松属植物石松Lycopodium clavatum L.及同属植物铺地蜈蚣L. cernuum L.的全草。

形态简述：石松——多年生常绿草本。茎匍匐，着地生不定根，由主茎生出侧枝，半直立或匍匐，均被鳞片状细叶，呈螺旋状排列，叶不具叶舌。夏日从侧枝顶端生出总梗，总梗分枝为小梗，其上着生孢子囊穗，长2～5厘米，直立。孢子期六至

404

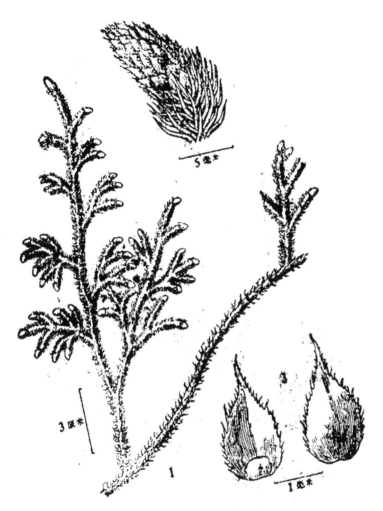

（图166）伸筋草

九月。（图166）

　　铺地蜈蚣——与上种主要区别是：孢子囊穗

405

1949

新 中 国
地 方 中 草 药
文 献 研 究
(1949—1979年)

1979

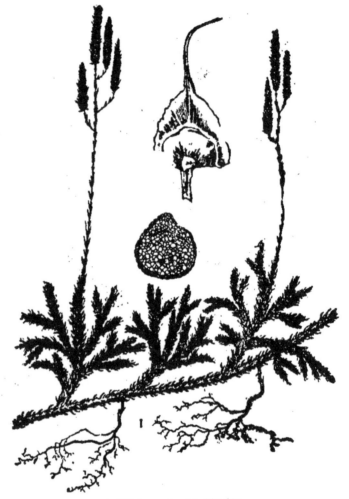

（图167）伸筋草

较短（不足1厘米），直接生于分枝 顶 端，无总
梗及小梗。（图167）

406

生于坡地岩石上，分布于山区。

采集加工：全年均可采集，抖净泥砂，晒干备用。

性味功能：苦、辛，温。祛风除湿，活血止痛。

主治：风湿疼痛、麻木、拘挛、脚膝冷痛，跌打损伤。

用量：3～5钱。

配伍：配木瓜、当归、淫羊藿泡酒服治风湿疼痛、麻木；配接骨木、爬岩姜、酸酸草泡酒服治跌打损伤。

红　毛　七

来源：为小檗科类叶牡丹属植物 类 叶 牡 丹 Caulophyllum robustum Maxim.的根茎。

形态简述：多年生草本，高40～50厘米。根茎粗壮，横行，须根细长，均为红褐色，断面为红色。三回三出复叶，互生，叶面绿色，平滑，叶背白色。夏季开多数黄绿色小花，成顶生短园锥花

407

1949

新　中　国
地 方 中 草 药
文　献　研　究
(1949—1979年)

1979

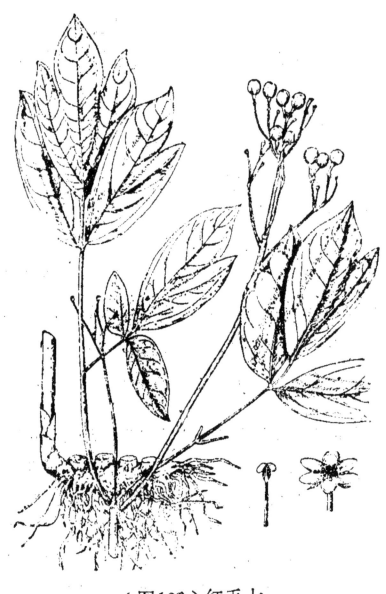

（图168）红毛七

序。蒴果园球形，熟时暗兰色。

生于林下，分布于山区。（图168）

采集加工：秋季采集，洗净，晒干备用。

性味功能：苦、辛，微温。祛风除湿，活血祛淤。

主治：风湿骨痛，跌打损伤，痛经。

用量：0.5～1两。

配伍：配牛马藤、水蜈蚣、舒筋草泡酒服治风湿骨痛；配泽兰、透骨消、土三七泡酒服治跌打损伤；配香附、益母草治痛经。

红 毛 五 甲

来源：为五加科五加属植物糙叶藤五加 Acanthopanax leucorhizus Harms.var.ful-vescens Harms et Rehd. 的带刺毛的树皮。

形态简述：落叶灌木。老枝灰色或灰红色，无刺或近于无刺，幼枝密生暗黄色倒斜刺，当年枝

409

1949
新 中 国
地方中草药
文 献 研 究
(1949—1979年)
1979

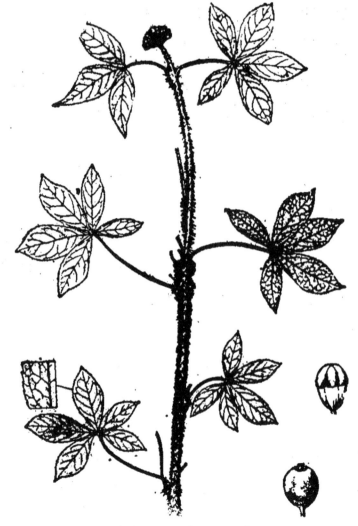

（图169）红毛五甲

紫红色.单叶互生或数叶簇生于短枝上，掌状复

410

叶，小叶通常五枚，顶端一片较大，两侧叶片渐次细小，表面粗糙，叶背脉上有黄褐色短柔毛，通常为单锯齿。夏日在短枝上生伞形花序，小花白色。浆果状核果卵状园形，绿色。

多生于中山区林缘或坡地。（图169）

采集加工：五至七月采集带刺毛的树皮，晒干备用。

性味功能：辛、苦，温。祛风湿，强筋骨。

主治：风湿骨痛，关节拘挛，肢体痿软。

用量：2～4钱。

配伍：配木瓜、当归、女真子、伸筋草泡酒服治风湿骨痛，关节拘挛，肢体痿软。

刺　五　甲

来源：为五加科五加属植物五加 Acantho-panax gracilistylus Smith.的茎皮及根。

形态简述：落叶灌木。茎直立或攀援，无刺或有外曲刺，刺扁平，通常单生于叶柄基部。

411

1949

新 中 国
地 方 中 草 药
文 献 研 究
(1949—1979年)

1979

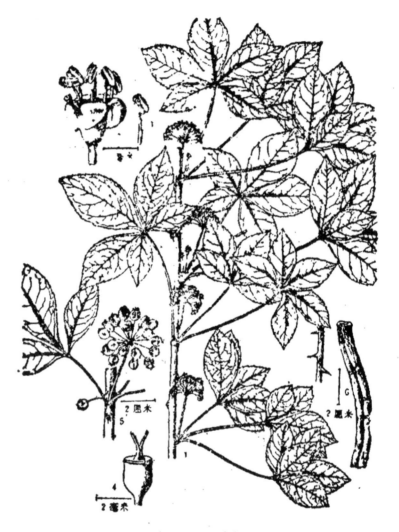

（图170）刺五甲

叶互生或数叶簇生于短枝上，具长叶柄，光滑或

412

疏生小刺，掌状复叶，小叶通常五枚，质薄，由中央到两侧叶片渐小，小叶无柄。夏日开黄绿色小花，成伞形花序。核果状浆果近于球形，熟时黑色。

多生于原野、坡地、山区常见。（图170）

采集加工： 九至十月采集其根及茎皮，洗净，晒干备用。

性味功能： 辛、微苦，温，祛风湿，强筋骨。

主治： 风湿筋骨疼痛，关节拘挛，肢体痿软。

用量： 2～4钱。

配伍： 配木瓜、淫羊藿、兔丝、杂寄生治风湿麻木，肢体痿软。

刺 三 甲

来源： 为五加科五加属植物三叶五加 Acanthopanax trifoliatus(L.)Merr.的根及茎。

形态简述： 半常绿攀援状灌木。树皮灰白

413

1949
新中国
地方中草药
文献研究
(1949—1979年)
1979

色，枝条具小皮孔，枝及叶柄均有疏刺，嫩枝绿色。三出复叶互生，总叶柄长，小叶长卵形至长椭园形，略带革质，边缘有波状锯齿，叶背主脉隆起。秋日开花，白色带浅黄色，成顶生伞形花序。浆果状核果球形，稍扁，成熟时黑色。

多生于较阴湿肥沃的水边、原野、坡地，多见于山区。（图171）

采集加工：九至十月采集，洗净，晒干备用。

性味功能：辛、微苦，微温。祛风除湿，活血镇痛。

主治：风湿筋骨疼痛、麻木，跌打损伤；外用接骨。

用量：0.5～1两，外用适量。

配伍：本品功效同刺五甲而力较弱，故用量宜较刺五甲稍重。如治跌打损伤，可配辣蓼泡酒内服外擦；配松节、伸筋草、活麻根泡酒服治风湿筋骨疼痛；配六娥戏珠、刺龙包根皮、牛膝、续断、石灰草捣绒外用接骨。

备注：同属植物蜀五加 A.setchuenensis

414

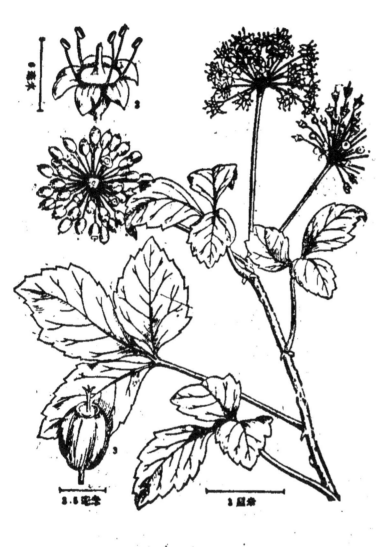

（图171）刺三甲

H r 亦作刺三甲用.

415

1949
新中国
地方中草药
文献研究
(1949—1979年)
1979

藤五甲

来源： 为葡萄科岩爬藤属植物岩爬藤 Tetrastigma obtectum（M. A. Laws.）Planch. 的全草。

形态简述： 常绿或半常绿藤本，卷须黄褐色，具吸盘。掌状复叶绿色略带红色，互生，叶柄较长，小叶3～5片，倒卵形或椭园形，边缘具园齿状锯齿，锯齿具刺状小尖头，中间一片小叶最大。夏秋之际开多数绿色小花，成腋生聚伞花序。浆果园球状倒卵形，具种子2～4粒。

多生于石壁、大树上，分布于山区。（图172）

采集加工： 四季采集，晒干入药。

性味功能： 辛，温。祛风除湿，活血祛淤。

主治： 风湿骨痛，麻木，跌打损伤。

用量： 0.5～1两。

配伍： 配刺五甲、水蜈蚣、八角枫治风湿骨痛；配当归、三角风、淫羊藿治风湿麻木；配酸酸草、土三七泡酒服治跌打损伤。

416

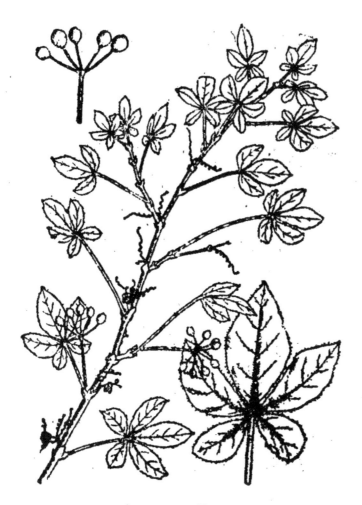

（图172）藤五甲

备注： 本品功效同刺五甲而力较弱，故用量立较刺五甲稍大。

417

1949
新 中 国
地 方 中 草 药
文 献 研 究
(1949—1979年)
1979

毛五甲（雀不息《遂宁》）

来源：为蔷薇科悬钩子属植物多腺悬钩子 Rubus phoenicolasius Maxim. 的茎。

形态简述：蔓性灌木。茎长2米许，具棱，密生红褐色腺毛及疏生瘦刺。三出复叶互生，广卵形，具短柄，边缘具不规则小缺刻及尖齿，中间小叶最大，叶柄及小叶柄均密生红褐色腺毛及疏生刺，托叶线形，基部联合。夏秋之际开多数粉红色花，成顶生或腋生总状园锥状花序。聚合果球形，红色。

多生于灌丛中或林缘，分布于低山区、丘陵区。（图173）

采集加工：秋冬采集，晾干，切段备用。

性味功能：辛，温。祛风除湿，活血止痛。

主治：风湿骨痛，跌打损伤。

用量：0.5～1两。

配伍：配筋骨钻、大血藤治风湿骨痛；配接骨木、酸酸草、水蜈蚣泡酒服治跌打损伤。

418

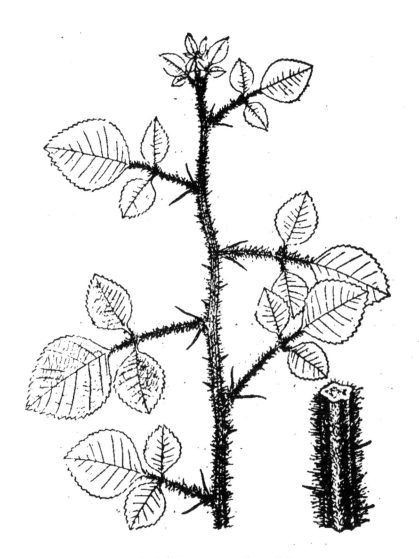

（图173）毛五甲

备注：本品功效同刺五甲，但力较弱，故用量宜稍大。

419

1949
新 中 国
地 方 中 草 药
文 献 研 究
(1949—1979年)
1979

稀 签 草

采源：为菊科稀签草属植物毛梗稀签 iegesbeckia pubescens Mak.的全草。

形态简述：一年生草本，高30~70厘米。茎带紫色，具毛。单叶对生，叶片卵状三角形，边缘有锯齿，两面疏被细毛，下部叶柄长，上部叶片近无柄。秋日开黄色小花，兰状花序，外苞片匙形。

多生于路边、坡地、荒地、为田间常见杂草，各地均有分布。（图174）

采集加工：夏末秋初采集，洗净，晒干备用。

性味功能：苦、辛，寒，有小毒。祛风，除湿，解毒，平肝。

主治：风湿痛，湿疹，高血压，失眠；鲜草捣绒外敷疮毒，毒蛇咬伤。

用置：2~4钱，粉剂2~3钱，外用适量。

420

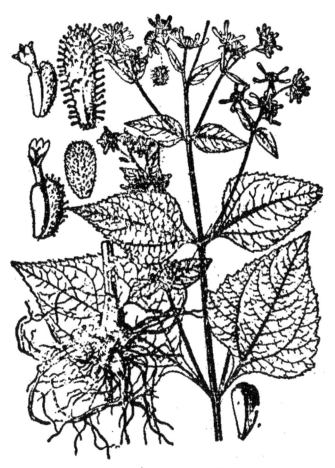

（图174）稀签草

　　配伍：配游丝草、水蜈蚣泡酒服治风湿痛；
配蝉蜕、红浮萍治湿疹；配钩藤、夏枯草治高血
压、失眠；单用本品研细粉，炼蜜为丸，治中风

421

1949

新 中 国
地 方 中 草 药
文 献 研 究
(1949—1979年)

1979

半身不遂。

备注：同属植物腺梗稀莶S.Pubesens Mak. 亦作稀莶草用。

桑

来源：为桑科桑属植物桑 Morus alba L.的根皮、枝叶及果实。

采集加工：叶秋冬采集；枝随用随采；果当夏日桑果由青绿色转紫红时即可采摘，晒干备用；根皮（名桑白皮）冬春采集，洗净，剥去表层栓皮，晒干备用。

性味功能：桑叶苦、甘，凉。疏风解热，清肝明目；桑枝微苦、甘，平。祛风，活络，平肝；桑果甘、微酸，平，滋阴补血；桑白皮甘，寒。泻肺平喘，利水消肿。

主治：桑叶治风热感冒，风火赤眼；桑枝治风湿痛，高血压；桑果治贫血，失眠，须发早白；桑白皮治肺热喘咳，水肿小便不利。

422

用量：桑叶1～3钱；桑枝0.4～1两；桑果4～8钱；桑白皮3～5钱。

配伍：桑叶配薄荷、前胡、大力治风热感冒；配龙胆草、车前草治风火赤眼。桑枝配蚕沙、五加皮治风湿疼痛；配夏枯草可治高血压引起的头晕，头胀。桑果配地黄、首乌治贫血，失眠，须发早白。桑白皮配三颗针、地骨皮、臭牡丹根治肺热咳喘；配车前草、扁蓄治水肿小便不利。

备注：同属植物鸡桑M.australis Poir.华桑M.cathayana Hems'.在我区俗称岩桑、野桑或小构桑，不作桑用，注意不要相混。

木　　瓜

来源：为蔷薇科木瓜属植物木瓜Chaenome-les sinensis Koehne. 及贴梗海棠 C.speciosa (Sweet)Nak.的果实。

形态简述：木瓜 —— 落叶灌木或小乔木。树

1949

新　中　国
地 方 中 草 药
文 献 研 究
(1949—1979年)

1979

皮片状脱落后痕迹鲜明，小枝无刺，初生时有绒毛。叶椭园状卵形或椭园状长园形，边缘具针状锯齿，托叶椭园状披针形，早落。夏日开花，花大，淡红色。梨果长椭园形，长10～15厘米，成熟时深黄色，外表光滑，坚硬，具种子多枚。（图175）

贴梗海棠——半常绿灌木，高可达4米。树皮光滑，青灰色，嫩枝密被短曲柔毛，乌黄色，略具五棱，顶端成刺。单叶簇生，边缘具尖锯齿，叶背疏生柔毛，卵形至长椭园形，托叶大，早落。夏日开花，红色、淡红色至白色，2～5朵簇生，与叶同时或先于叶开放，花梗极短。梨果球形至卵形，长1～10厘米，两端凹入，成熟时黄色或黄绿色，有时带红色，外表光滑，坚硬，具多枚种子。

山地野生或庭园栽植，各地均有分布。

采集加工：七至八月果实成熟时采收。采后纵切成两片，晒至颜色转红，干燥备用。

性味功能：酸、涩，温。温通经络，和中利湿。

424

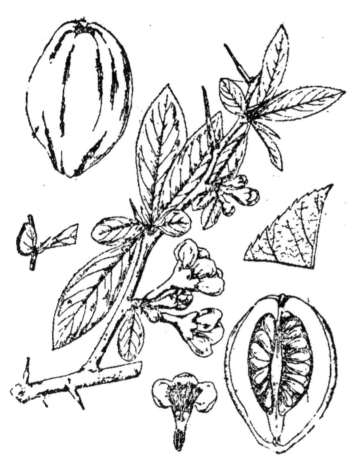

（图175）木瓜

主治：风湿骨痛，脚气，转筋，吐泻。

用量：2～4钱。

配伍：配威灵仙、蚕沙、桑枝、松节治风湿

425

1949

新　中　国
地 方 中 草 药
文　献　研　究
(1949—1979年)

1979

骨痛；配苏叶、陈皮、生姜、米糠治脚气；配车前草、麦芽、泡参、陈皮、吴萸治吐泻、转筋等症。

草　　烏

来源：为毛茛科飞燕草属植物法氏飞燕草 Delphinium fargesii Franch. 的根。

形态简述：多年生草本，高1米。茎较纤弱，平滑无毛，具细纵棱。基部叶具较长之柄，掌状分裂，裂片5～7片，顶端叶柄较短。夏日开兰色花，具距，约十余朵组成疏散园锥花序。骨突果。

多生于山区林缘，林中及阴湿处的草丛中。（图176）

采集加工：秋季或初春采挖。挖起后去掉茎苗，洗净泥沙，晒干，撞去须根，再用凉水浸泡，春冬浸十日以上，夏秋浸五日以上，每日换水1～2次，泡至少麻味为止。然后取出拌以生姜、甘草，入笼蒸2～3小时，取出晾干，名制

426

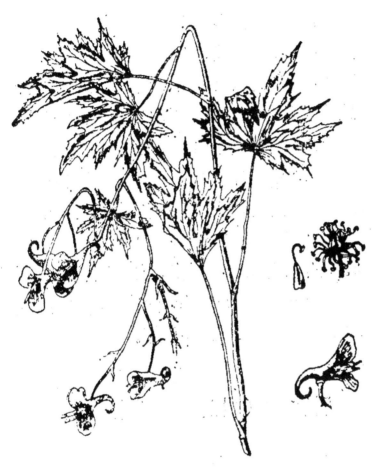

（图176.）草乌

草乌。一般以制草乌入药。

性味功能：辛，热，有大毒。祛风除湿，温通经络。

427

1949

新 中 国
地 方 中 草 药
文 献 研 究
(1949—1979年)

1979

主治：风湿骨痛，麻木，瘫痪。

用量：0.5～2钱。

配伍：配蜂糖、当归、仙茅、五加皮、赤芍、威灵仙治风湿骨痛、麻木、瘫痪等症。

附注：1.本品辛热有毒，用量宜慎，对虚人、孕妇均须忌服；本品用蜂糖炒后在一剂药中较其他药先熬半小时至一小时，再入余药，则毒性大减，服用较为安全。

2.药用草乌原植物较多，如同科乌头属植物乌头 Aconitum carmichaeli Debx. 蔓乌头 A.hemsleyanum Pritz. 等。

香加皮（岩乌梢、乌梢风）

来源：为萝摩科杠柳属植物杠柳 Periploca sepium Bge.的根皮及干皮。

形态简述：落叶缠绕灌木，高达1米以上。顶端垂曲，全株含白色乳汁。小枝黑褐色，有细条纹。叶对生，浓绿色，披针形或广披针形，全

428

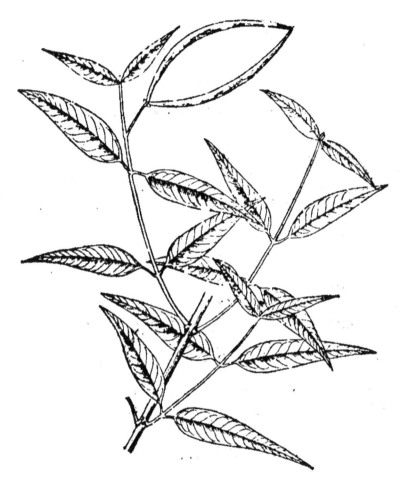

（图177）香加皮

缘，羽状网脉边缘闭合，主脉在两面均突起。夏日叶腋或枝顶抽出花梗，着生一至数朵绿色小

429

1949

新 中 国
地 方 中 草 药
文 献 研 究
(1949—1979年)

1979

花，具异形的副花冠。骨突果成对，略成弧形而尖端相连，内含多数黑色种子。

生于海拔1000～1500米左右的山野、坡地、岩壁，常缠绕于树上或灌丛中，或在岩壁上下垂。（图177）

采集加工：秋冬采集，洗净，晒干备用。

性味功能：辛，温，有小毒。祛风除湿，利水消肿。

主治：风湿骨痛，瘫痪，心脏病水肿。

用量：2～4钱。

配伍：配水蜈蚣、八角枫、威灵仙、大枣治风湿骨痛；配稀签草、桑寄生、淫羊藿、女贞子、石菖蒲、兔丝子共为散，蜂蜜为丸，每服二钱，一日三次，治风湿瘫痪；配泡参、楮实、万年青、大枣治心脏病水肿。

血 木 通（五花血藤）

来源：为大血藤科大血藤属植物大血

430

藤 Sargento oxa cuneate （Oliv.） Rehd。的茎。

形态简述：大型落叶攀援状灌木。茎褐色，光滑无毛，圆形，扭曲，切面呈近整齐菊花形放射状淡红色花纹，纹间颜色为黄白色。三出复叶，互生，小叶面无毛，中间小叶菱状卵形或倒卵形，两侧小叶斜卵形，不对称，总叶柄长。春季开黄花，成腋生总状花序，下垂，花单性，均为黄色。浆果卵形，具长柄，黑色。

生于山坡谷地灌丛中及林中，分布于山区。（图178）

采集加工：夏秋采集，洗净，切片，晒干备用。

性味功能：辛，温。祛风除湿，活血通经。

主治：风湿骨痛，麻木拘挛，跌打损伤，痛经。

用量：0.5～1两。

配伍：配稀签草、当归、舒筋草、大枣泡酒服治风湿骨痛；配木瓜、伸筋草、当归、淫羊藿、兔丝子、大枣治麻木拘挛；配当归、充蔚子、艾

431

1949

新 中 国
地 方 中 草 药
文 献 研 究
(1949—1979年)

1979

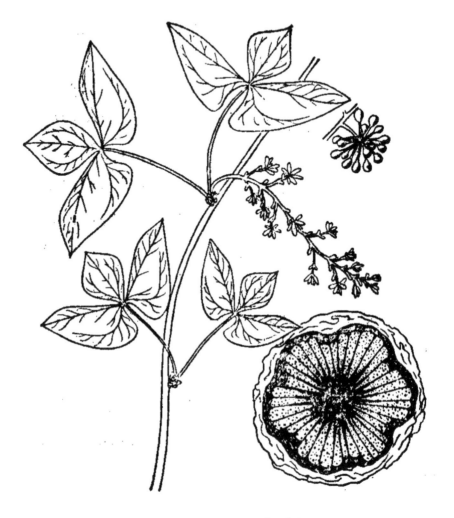

（图178）血木通

叶、大枣治痛经；配接骨木、铁线草、酸酸草泡酒内服外搽，治跌打损伤。

432

地 瓜 藤（过山龙）

来源：为桑科榕属植物地瓜藤Ficus tikoua Bureau.的全株。

形态简述：多年生匍匐状灌木，全株具乳液。茎分枝多，节略膨大，生细长的不定根。单叶互生，叶片卵园形至长椭园形，第一对侧脉和中脉共成三出脉，其他侧脉互生，叶面黄绿色，叶背颜色较淡。春末夏初开花，隐头花序，单性花即藏于其内。榕果扁球形，红褐色。

生于田边、路旁、山坡、岩缝、沟边，在低山区以下较为常见。

采集加工：四季采集，洗净，晒干备用。

性味功能：微辛，平。祛风除湿，通经活络。

主治：风湿筋骨痛，经闭，白带，牙龈肿痛，痔疮，痈疽肿毒。

用量：0.5～1两。

433

1949
新　中　国
地 方 中 草 药
文 献 研 究
(1949—1979年)
1979

配伍：配香樟根、水当归、山泽兰治血淤经闭；配水芹菜、苦荞头、车前草治湿热白带；配蒲公英、地骨皮、野菊花治牙龈肿痛；配刺揪树根、水皂角、佛顶珠治痔疮；配刺五甲、稀签草治风湿筋骨痛；配蒲公英、槐叶苹捣绒外敷治疮痈肿毒。

黄　皮　血　藤

来源：为木兰科五味子属植物川五味 Schisandra henryi Clarke 及同属一些植物的根及茎。

形态简述：落叶缠绕藤本。枝红褐色，具多数皮孔。单叶对生或簇生，长椭园形，边缘具疏齿。夏秋季开多数黄绿色小花，单性。浆果球形，成熟时红色，聚生于长形花托上。

多生于山区林中。（图179）

采集加工：秋末采集，洗净，切片，晒干备用。

434

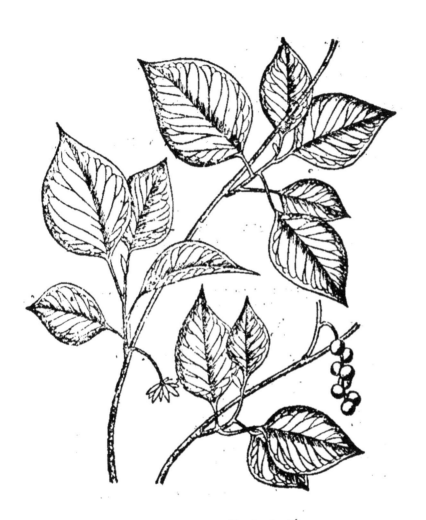

（图179）黄皮血藤

性味功能：微辛，微温。祛风除湿，活络止痛。

主治：风湿骨痛，麻木拘挛，跌打损伤。

435

1949

新　中　国
地方中草药
文　献　研　究
(1949—1979年)

1979

用量：3～5钱。

配伍：配舒筋草、桑枝、刺五甲治风湿骨痛；配当归、三角风、桑寄生、大枣、鸡屎藤治麻木拘挛；配接骨木、铁线草、酸酸草泡酒服，治跌打损伤。

老　蛇　藤

来源：为防已科粉绿藤属植物老蛇藤 Pachyfone sp. 的全株。

形态简述：攀缘状小型灌木。地下根茎扭曲状，茎园柱形，丛生状。单叶互生，披针形、广披针形、三角状卵形不等，全缘或具微波，基出脉三条在叶背明显隆起。秋日开多数白色小花，成腋生总状花序，雌雄异株。核果近肾形，具马蹄形种子一枚。

多生于坡地灌丛中或岩壁，低山区一带有分布。（图180）

采集加工：秋季开花前后采集，洗净，晒

436

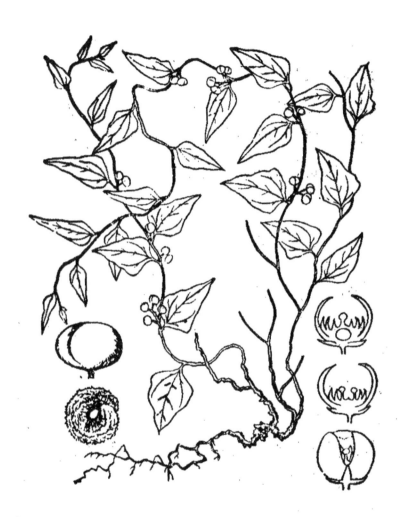

（图180）老蛇藤

干，切段备用。

　　性味功能：辛，温。祛风除湿，活血镇痛。

437

1949

新 中 国
地 方 中 草 药
文 献 研 究
(1949—1979年)

1979

主治：风湿疼痛，手脚麻木，腰肌劳损，

用量：0.3～1两。

配伍：配金钢藤、香樟根、八角枫治风湿骨痛；配三角风、伸筋草、刺三甲治手足麻木；配桑寄生、续断、五加皮、大枣治腰肌劳损。

金　钢　藤

来源：为百合科拔契属植物拔契 Smilax china L.及同属一些植物的根茎，嫩叶亦供药用。

形态简述：落叶灌木。地下茎块状，切面淡红色，地上茎坚硬，具皮刺。单叶互生，革质，卵园形、椭园形至长椭园形，全缘，叶面绿色有光泽，叶背生白粉，叶柄下部成鞘状，基部有卷须二条。初夏开淡黄绿色小花，单性，雌雄异株，成腋生伞形花序。浆果球形，红色。

多生于向阳干燥的荒坡、路旁、灌丛中，多分布于低山区。（图181）

438

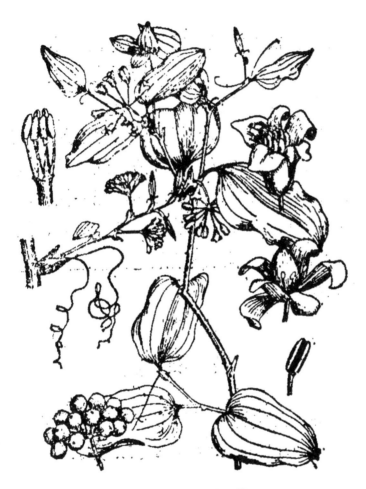

（图181.）金钢藤

采集加工：根茎于四季均可采集，洗净切片备用，嫩叶多鲜用，随采随用。

性味功能：辛，温。祛风除湿，活血止痛。

439

1949
新 中 国
地 方 中 草 药
文 献 研 究
(1949—1979年)
1979

主治： 根茎治风湿筋骨、关节疼痛，屈伸不利，跌打损伤；嫩叶外用，治下肢慢性溃疡。

用量： 4～6钱；外用适量。

配伍： 配八月瓜、灵仙根、风血木、三角风、刺五甲、老鹳草、透骨消、红泽兰煎服或泡酒服，治风湿筋骨、关节疼痛；配一柱香、散血草、酸酸草、凤仙花捣敷，治跌扑扭挫、红肿疼痛；嫩叶配铁线草捣绒贴敷疮面治经久不愈的慢性下肢溃疡。

络 石 藤

来源： 为夹竹桃科络石属植物络石 Trachelospermum jasminojdes（L.）Lem. 的根及近地面的茎。

形态简述： 常绿攀援性木质藤本。茎园形，带紫绿色，嫩枝绿色有毛，有气根。单叶对生，叶片椭园形至卵状披针形，全缘。夏日开白色花，有香气，成腋生聚伞花序，总梗较长，花瓣

440

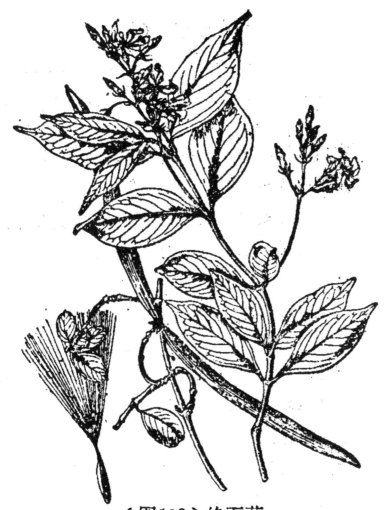

（图182）络石藤

及花萼通常反卷。果为二骨突果，长园锥形。

多生于较润湿之灌木丛中 或 岩 石上、大树

441

1949

新　中　国
地 方 中 草 药
文 献 研 究
(1949—1979年)

1979

上，低山区一带均有分布。（图182）

采集加工：四季可采，洗净泥沙，晒干备用。

性味功能：苦，微寒。祛风，通络，消痈，解毒。

主治：风湿痛，筋脉拘挛，疮痈肿毒。

用量：4～8钱。

配伍：配蚕沙、桑枝、木瓜治风湿痛，筋脉拘挛；配菊花、水苋菜治疮痈肿毒。

海　风　藤（云雾草）

来源：为松萝科松萝属植物长松萝 Usnea longissima Ach.的全草。

形态简述：为地衣类菌藻共生体，垂悬于树上。全体呈淡灰白色丝状体，长可达1～3米，生多数细而短的侧枝，表面有很多环状裂沟，中央有线状韧性轴。

多生于海拔1500米以上的林中，特别是在松树和老树上。（图183）

442

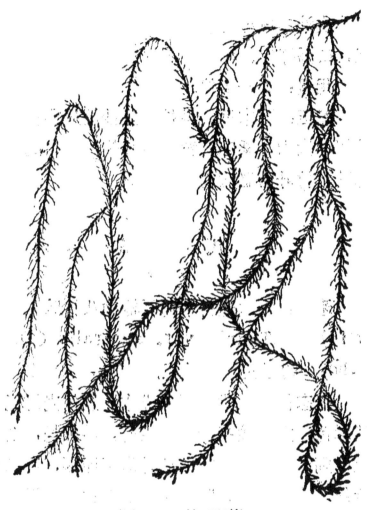

（图183）海风藤

采集加工：夏、秋采收，晒干，切段备用。

性味功能：辛，苦，凉。祛风除湿，清热解毒。

443

1949

新　中　国
地方中草药
文　献　研　究
(1949—1979年)

1979

主治　风湿骨痛，肺热咳嗽，温病初起发烧，口渴等症。

用量：2～4钱。

配伍：配木瓜、桑枝、蚕沙治风湿骨痛；配前胡、大力、桑叶、黄芩治肺热咳嗽；配菊花、薄荷、竹叶治温病初起、口渴。

八　月　瓜

来源：为木通科木通属植物八月瓜　Akebia trifoliata Thunb. var. australis (Diels) Rehd. 的果实、根及茎。

形态简述：常绿蔓生灌木，全体光滑无毛，茎绿色，左旋缠绕。三出复叶，叶柄长，渐向茎上部则渐变短，小叶广披针形至卵形，全缘或近全缘，叶面深绿，叶背淡绿到粉白色，近草质。初夏自短枝叶腋抽生数朵紫红色小花，成总状花序，雄花20～30朵，生在花序上部，花序基部为1～3朵雌花。骨突状浆果长园筒状，两端稍

444

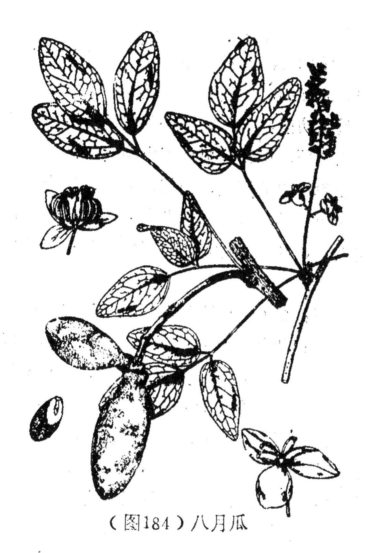

（图184）八月瓜

尖，腹部开裂。

喜生于肥沃、湿润的半向阳山野、路旁、林

445

1949
新　中　国
地　方　中　草　药
文　献　研　究
（1949—1979年）
1979

边。各地均有分布。（图184）

采集加工： 根及茎冬初采集，果实于八至九月成熟时采摘，均晒干备用。

性味功能： 苦、辛，温。茎舒经活络，祛风除湿；果疏肝，固肾；根化痰止咳。

主治： 果治疝气，白带，遗精；茎治风湿骨痛，关节屈伸不利，慢性腰背肌肉劳损，膀胱或尿道发炎，肾炎水肿，妇人乳汁不通；根治咳嗽痰多。

用量： 0.4～1两（果、根、茎同量）

配伍： 果配小茴、橘核治疝气；配三白草根、龙胆草、水黄连、甘草治湿热白带、夜梦遗精。茎配桑枝、威灵仙、伸筋草、桑寄生、乌稍蛇、当归泡酒服治风湿骨痛、关节屈伸不利；配钻石黄、当归、桑寄生、三角风、女贞子、大枣、仙茅泡酒治慢性腰背肌肉劳损；配金钱草、猪鬃草、龙胆草、甘草治膀胱或尿道发炎，肾炎水肿；配慈竹根、黄精、棉花籽、大枣治妇人乳汁不通。根配法夏、柚子皮、苏叶、甘草治咳嗽痰多。

446

钻 石 黄

来源： 为卫矛科南蛇藤属植物南蛇藤 Celaslrus orbiculatus Thunb. 的全株。

形态简述： 落叶攀援状藤本。小枝园筒形，灰褐色或暗褐色，具皮孔。单叶互生，长椭园状倒卵形至广倒披针形，边缘具钝锯齿，叶脉在叶背突起，叶柄半园形。秋日开多数淡黄绿色小花，成簇生状或聚伞花序，雌雄异株。

多生于坡地、岩壁、林缘，丘陵区低山区均有分布。（图185）

采集加工： 夏、秋采集，洗净，晒干，切段入药。

性味功能： 微苦、辛，温。祛风除湿，通经活络。

主治： 风湿骨痛，腰背肌肉劳损，痛经。

用量： 3～5钱。

配伍： 配石菖蒲、九牛造、刺五甲治风湿骨

447

1949

新　中　国
地 方 中 草 药
文　献　研　究
(1949—1979年)

1979

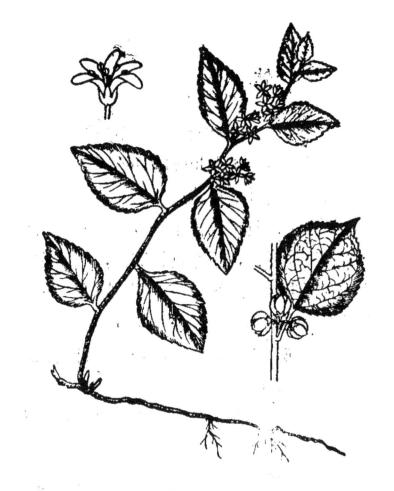

（图185）钻石黄

痛；配当归、桑寄生、三角风、女贞子、大枣、
仙茅泡酒服治腰背肌肉劳损；配香附、当归、益
母草、小茴香治痛经。

448

九 牛 造（丁桐）

来源：为五加科刺楸属植物刺楸 Kalopanax septemlobus Koidz. 及同属一些植物的根及树皮。

形态简述：落叶乔木。树皮粗糙，有裂缝，暗褐色，枝粗大，上有多数鼓疔状粗刺。单叶互生，略为园形，5～9裂；叶片幼时被短柔毛。夏季开多数黄绿色小花，成复伞形花序，顶生。核果球形，兰黑色。

多生于原野、坡地，各地均有分布。（图186）

采集加工：夏初采集，晒干备用。

性味功能：微辛、苦，平。祛风除湿，杀虫。

主治：风湿骨痛，疥癣。

用量：3～5钱。

配伍：配水蜈蚣、桑枝、蚕沙治风湿骨痛；配苦楝子肉、雄黄、菜油调搽疥癣。

449

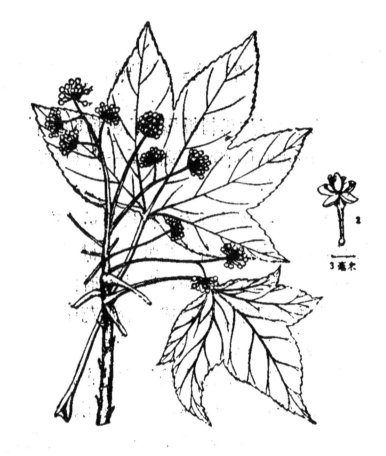

3毫米

（图186）九牛造

五 爪 龙

来源：为葡萄科蛇葡萄属植物德氏山葡萄

450

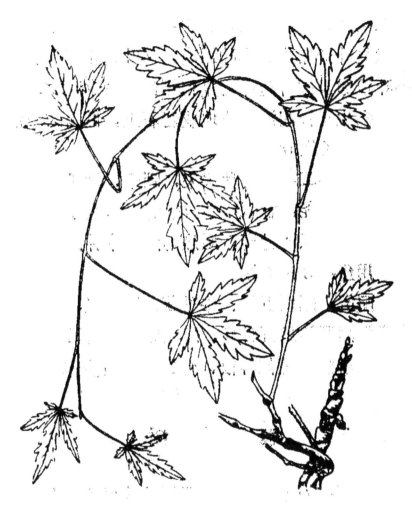

（图187）五爪龙

Ampelopsis delavayana (Fr.)planch.的枝。

形态简述： 落叶攀援状灌木. 幼枝及叶绿色

451

1949
新 中 国
地 方 中 草 药
文 献 研 究
(1949—1979年)
1979

带红褐色，叶具长柄，互生，掌状复叶或单叶，掌状复叶通常由五小叶组成，单叶通常三深裂，小叶边缘及裂片边缘均具粗锯齿。聚伞花序。

多生于较润湿的坡地或岩石上，低山区一带有分布。（图187）

采集加工：夏、秋采集，晒干，切段备用。

性味功能：甘、辛，平。祛风除湿，利水通淋。

主治：风湿骨痛，湿热淋病，水肿。

用量：3～5钱。

配伍：配刺五甲、牛马藤、钻地风、花椒、大枣泡酒服治风湿骨痛；配龙胆草、石苇、甘草治湿热淋病；配侧耳根、金钱草治肾炎水肿。

枫 香 树

来源：为金缕梅科枫香属植物枫香 Liquidambar formosana Hance 的果实和树脂。

形态简述：落叶大乔木，高可达40米。单叶互生，三裂（幼时五裂），具细锯齿，幼时表面

452

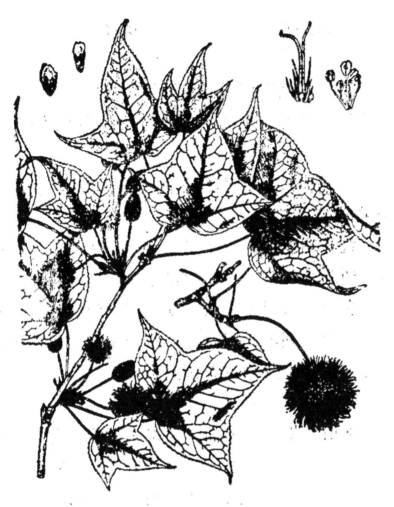

（图188）枫香树

具长毛，托叶线形，早落，叶入秋经霜变红。花
单性，雌雄同株，与新叶同开，雄花序总状，雌

453

1949

新　中　国
地 方 中 草 药
文　献　研　究
(1949—1979年)

1979

花序头状。果实球形，有刺，由多数蒴果连合组成。

喜生于润湿肥沃的山坡地，常成片生长，亦有在庭园路旁家植的，各地均见，山区较多。（图188）

采集加工：果冬季采集，晒干备用；树脂四季采集。

性味功能：果苦，平。祛风湿，通经，利水。树脂苦、辛，平。解毒生肌，活血止痛。

主治：1.果（路路通）治风湿痹痛，月经不调，小便不利，心胃气痛；2.树脂（白胶香）治疮疡肿痛，为散剂或丸剂内服。

用量：3～5钱。

配伍：果配威灵仙、桑寄生、丝瓜络治风湿痹痛；配当归、香附、益母草治月经不调；配车前草、龙胆草治湿热小便不利；配台乌、麦芽、小茴治心胃气痛。树脂配银花、菊花、皂角刺、铧头草、甘草治疮疡肿毒。

附注：孕妇忌用。

454

筋 骨 钻

来源： 唇形科罗勒属植物罗勒 Ocimum basilicum L. 的全草。

形态简述： 一年生草本，高70～80厘米，全体芳香。茎四方形，绿色微带紫色。单叶对生，椭园形至椭园状披针形，全缘或稍有粗锯齿，光滑，叶柄几与叶等长或稍短，叶脉在叶背突起。秋日开多数唇形花，白色略带紫色，六朵花轮生于叶腋，组成间断总状排列的轮伞花序。小坚果四个。

通常栽培供药用，亦有野生于沟边、原野的，丘陵区一带有分布。（图189）

采集加工： 夏秋采集，洗净，晒干备用。

性味功能： 辛，温。祛风除湿，活血止痛。

主治： 风湿骨痛，瘫痪，跌打损伤。

用量： 3～5钱。

配伍： 配当归、威灵仙、水蜈蚣泡酒服，治风湿骨痛；配稀签草、当归、女贞子、桑寄生、淫羊藿、虎骨共为散、密丸，每服二钱，一日三

455

1949
新 中 国
地 方 中 草 药
文 献 研 究
(1949—1979年)
1979

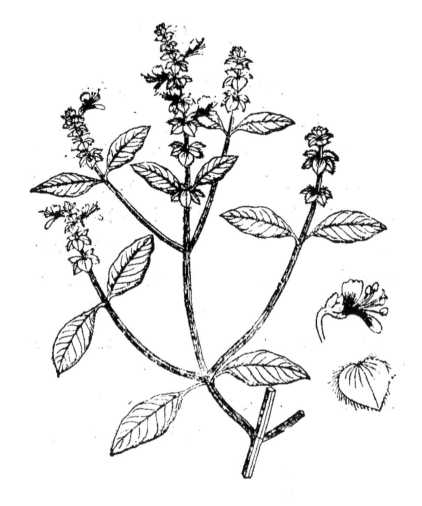

（图189）筋骨钻

次，治风湿瘫痪；配水当归、酸酸草、香樟根泡酒内服外搽，治跌打损伤。

456

石豇豆

（小石泽兰）

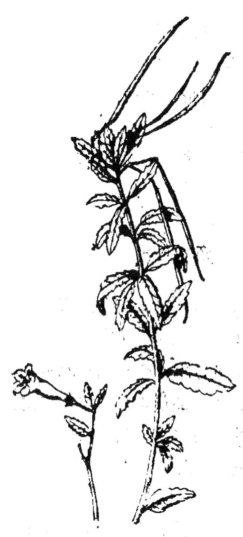

（图190）石豇豆

来源：为苦苣苔科吊石苣苔属植物石吊兰 Lysionotus pauciflorus Maxim.的全草。

形态简述：小型附生灌木。单叶轮生，革质，光滑，长椭园状披针形，边缘具钝状稀锯齿。秋日叶腋单生唇形花，淡红色，具紫兰色条纹。蒴果线形，似豇豆状。

附生于阴湿的岩石上，分布于山区。（图190）

457

1949

新 中 国
地 方 中 草 药
文 献 研 究
(1949—1979年)

1979

采集加工：秋季采集，鲜用或晒干备用。

性味功能：辛，微温。祛风除湿。

主治：风湿骨痛，白带，淋浊。

用量：干品3～5钱。

配伍：配土羌活、苍术、木通治风湿骨痛；配兰白草根、四瓣草、龙胆草、大枣治白带、淋浊。

牛 筋 草

采源：为禾本科蟋蟀草属植物蟋蟀草 Eleusine indica (L.) Gaertn. 的全草。

形态简述：一年生草本，全株高约20～50厘米。杆直立、半直立或基部伏地，扁平，中空。叶片线形，叶鞘松弛，扁平。夏秋抽花茎，由多数淡绿色小花组成穗状花序，分生于花茎顶部成总状。

多生于向阳原野、坟园、路旁，各地均有分布。（图191）

采集加工：秋季采集，洗净，晒干备用或鲜用。

458

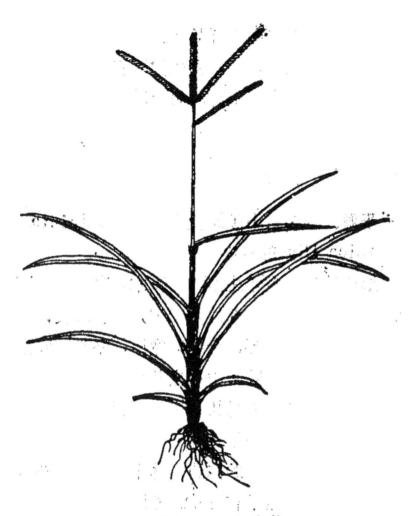

（图191）牛筋草

性味功能：甘，平。祛风，活络，止痛。
主治：风湿关节炎，跌打损伤。

459

1949
新 中 国
地 方 中 草 药
文 献 研 究
(1949—1979年)
1979

用量：0.5～1两（鲜品）。

配伍：配三角风、桑寄生泡酒服治风湿关节炎；配牛马藤、土三七泡酒服治跌打损伤。

箭 杆 风

来源：为姜科山姜属植物山姜 Alpinia japonica Hig. 的根茎。

形态简述：多年生常绿草本，高40～60厘米。单叶互生，8～6片，二列，叶鞘较长，叶片披针形至长椭园形，全缘，宽厚，坚韧，叶面暗绿色。夏日从顶叶腋中抽出花梗，先端着生十余朵白色唇形花，成总状花序。蒴果椭园形，外被毛，不开裂，熟时红色。

多生于阴湿肥沃的沟边、林下及坡地，亦有栽培的，低山区以下有分布。（图192）

采集加工：夏日开花时采集，洗净，晒干备用。

性味功能：辛,温。祛风,除湿,祛淤，解毒。

460

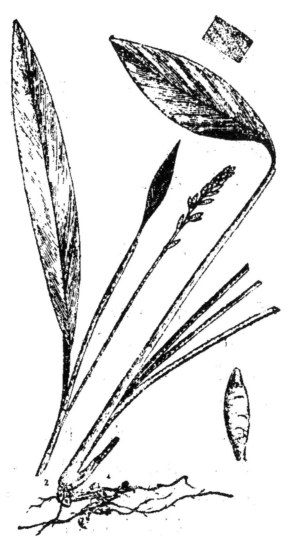

（图192）箭杆风

461

1949

新 中 国
地 方 中 草 药
文 献 研 究
(1949—1979年)

1979

主治：风湿骨痛，跌打损伤，牙痛，痛经，痈疽肿毒。。

用量：4～8钱。

配伍：本品辛温香窜。配威灵仙、桑枝治风湿；配小茴香、铁线草治跌打损伤；配牛舌头、蒲公英治痈疽肿毒；配地骨皮、蜂房治牙痛；配益母草、陈艾治痛经。

青 活 麻

来源：为荨麻科荨麻属植物荨麻 Urtica thunbergiana Sieb. et Zucc. 的全草。

形态简述：多年生草本，高一米左右。单叶对生，卵园形，边缘有粗锯齿或深裂，叶面浓绿，背面浅绿，具长叶柄，茎和叶背生软毛，皮肤触及后即有强烈灼痛感。夏秋之交，叶腋抽出细瘦分枝的穗状花序，花小，单性，淡绿白色，雌雄同株。瘦果绿色，扁平，卵形。

喜生于阴湿肥沃的林缘、路旁、庭园周围，

462

各地均有分布。

采集加工：四季可采，晒干备用。

性味功能：甘，微寒，有小毒。祛风除湿，清热化痰。

主治：风湿骨痛，肺热咳嗽，煎汤外洗，皮肤痒疹。

用量：2～4钱，外用适量。

配伍：配水蜈蚣、蚕沙、牛马藤、甘草治风湿骨痛；配前胡、瓜蒌壳、水黄莲、车前草治肺热咳嗽；配木芙蓉叶、秧心草、红浮萍治皮肤痒疹。

备注：本种有一变种，其茎、叶柄、叶脉带紫色，花序淡绿紫色，俗称红活麻，习惯上认为药效较青活麻强。

黄杨木（千年矮）

来源：为黄杨科黄杨属植物小叶黄杨 Buxus microphylla Sieb. et Zucc. 的枝叶。

形态简述：常绿灌木。分枝多，枝叶繁茂，

463

1949
新 中 国
地方中草药
文 献 研 究
(1949—1979年)
1979

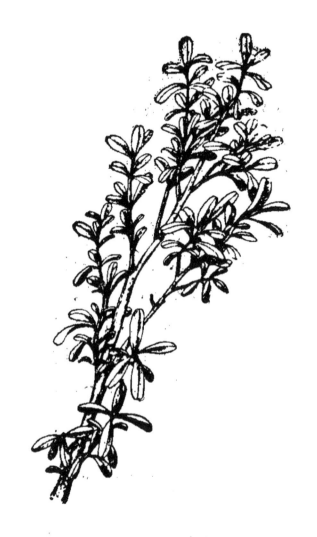

（图193）黄杨木

茎枝四棱。单叶对生，长倒卵形，革质，全缘，

464

无柄或近无柄，叶基部膨大下延成翅。春日开花，通常数朵簇生于上部叶腋，小花黄绿色，单性，雌雄同株。蒴果广椭园形。

多栽培供观赏，各地均有分布。（图193）

采集加工：四季采集，鲜用或晒干用。

性味功能：苦、辛，平。行气，活血，祛风，除湿。

主治：风湿骨痛，跌打损伤，肝胃气痛，牙痛，疮痈肿毒。

用量：3～4钱。

配伍：配舒筋草、威灵仙、当归、大枣泡酒服，治风湿骨痛；配酸酸草、铁线草、血木通泡酒内服外擦，治跌打损伤；配柴胡、青皮、当归、牡蛎、麦芽治肝胃气痛；配僵蚕、蝉蜕、南瓜根、地骨皮治风火牙痛；配菊花、蒲公英、水苋菜治疮痈肿毒。

破 骨 风

来源：为木犀科素馨属植物光清香藤 Jas-

465

1949
新 中 国
地方中草药
文 献 研 究
(1949—1979年)
1979

minum lanceolarium Roxb.的茎。

形态简述：攀援状大灌木。幼枝园柱形，有时有棱。叶对生，三出复叶，小叶革质或近革质，卵园形至披针形，表面光滑，深绿色，背面淡绿色，具斑点，边缘略反卷，叶脉不明显。夏日开多数白色花，成复聚伞花序。浆果园球形，双生，其中常有一个不育。

多生于山区林中。（图194）

采集加工：十至十一月采集，洗净，切段，晒干备用。

性味功能：微苦、辛，温。祛风除湿，活血镇痛。

主治：风湿骨痛，跌打损伤。

用量：3～5钱。

配伍：配稀莶草、威灵仙、刺三甲、甘草治风湿骨痛；配水当归、舒筋草、木通、酸酸草、接骨木泡酒内服外搽，治跌打损伤。

备注：本种变种椭园叶清香藤 J.lanceolarium Roxb.var. puberulum Hemsl.的茎

466

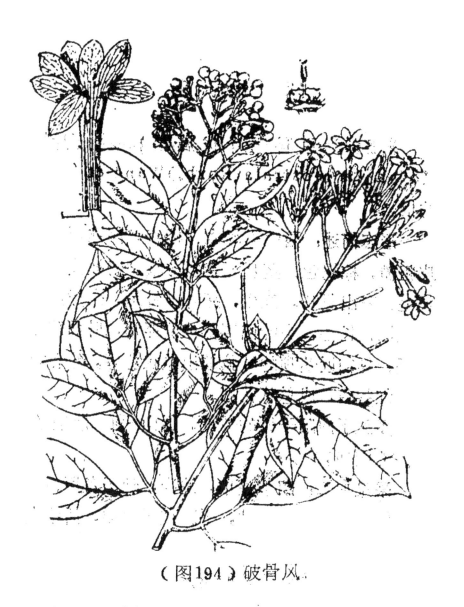

（图194）破骨风

亦作破骨风用。

钻 地 风

来源：为豆科千斤拔属植物蔓性千斤拔 Moghania prostrata(Roxb.)Wang et Tang 的根。

形态简述：蔓性半灌木。根直，园锥形，根皮粗糙，棕褐色。茎丛生，多分枝，密被浅棕色长毛。三出复叶，互生，托叶披针形，全缘，密被淡棕色长毛，小叶椭园形或倒卵形，叶面疏生长毛。夏初近茎顶的叶腋抽出总状花序，小花紫色或红紫色，成总状花序。

多生于向阳干燥的坡地，低山区一带有分布。（图195）

采集加工：四季采集，洗净，晒干备用。

性味功能：辛、甘，平。祛风除湿，活络止痛。

主治：风湿骨痛，瘫痪。

用量：0.5～1两。

468

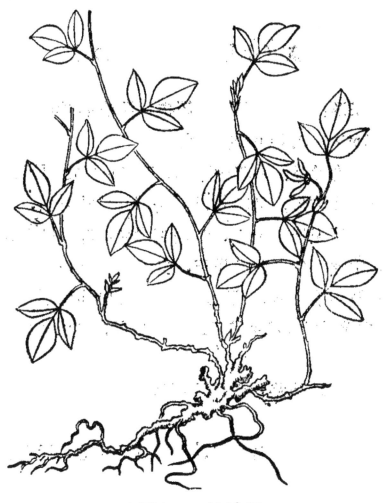

（图195）钻地风

配伍：配当归、桑寄生、水蜈蚣、黄荆米、夜交藤、大枣治风湿骨痛、瘫痪。

469

1949
新 中 国
地 方 中 草 药
文 献 研 究
(1949—1979年)
1979

四棱草 (小見肿消《平武》)

来源: 为龙胆科花锚属植物四棱草 Halenia elliptica D. Don. 的全草。

形态简述: 一年生草本, 高 50~100 厘米。茎下部成方形, 具四棱, 棱上有翅。单叶对生, 椭园形, 近无柄, 全缘, 叶面深绿色, 叶背颜色较淡, 主脉三条。秋日开花, 由多个聚伞花序组成疏散园锥花丛, 花冠四裂, 裂片中部以下紫兰色, 先端白色, 基部具距。蒴果卵形, 具多数黑色种子。

生于坡地路边原野的草丛中, 分布于山区。
(图196)

性味功能: 苦、辛, 平。祛风除湿, 活血, 行气。

主治: 风湿骨痛, 跌打损伤, 肝胃气痛。

用量: 5~8钱。

配伍: 配八角枫、水蜈蚣泡酒服, 治风湿骨

470

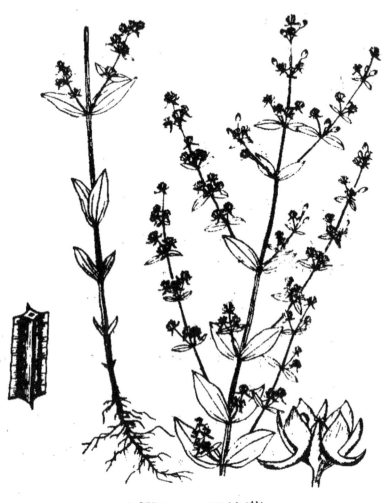

（图196）四棱草

痛；配雀不站根、透骨消捣绒外敷治跌打损伤；单用本品煎服治肝胃气痛。

471

1949

新中国
地方中草药
文献研究
(1949—1979年)

1979

备注：同科獐牙菜属 Swertia 多 种植物亦作四棱草用。主要区别是：本属植物花冠裂片基部不具距而有腺窝或腺体。

风 血 木

来源：为豆科胡枝子属植物中华胡枝子 Lespedeza chinensis G.Don. 的根 。

形态简述：直立小灌木，高6米左右，有时稍平卧。茎上部分枝，茎枝贴生白色绒毛，幼时尤多。叶互生，三出复叶；叶柄和小叶柄均被白色绢毛，小叶片椭园形、长椭园形至倒卵形，具针头，全缘，纸质。秋日叶腋生数朵蝶形花，排列为总状花序，花梗及花轴均被绢毛，小花黄白色，具紫纹，下部花无瓣。荚果卵园形或广椭园形，顶端具刺芒状尖头，外被白色细毛，不裂开，内含种子一粒。

生于向阳山坡、荒地、林下草丛中，低山区以下均有分布。（图197）

472

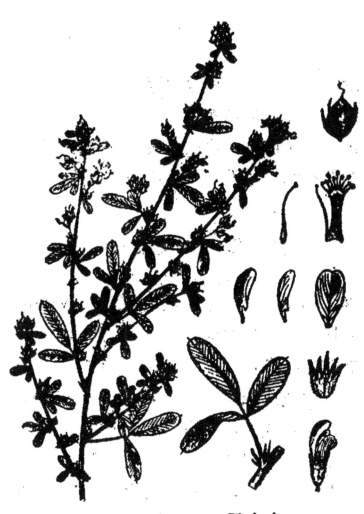

（图197）风血木

采集加工：十至十一月采集，洗净，鲜用或晒干备用。

473

1949
新 中 国
地方中草药
文 献 研 究
(1949—1979年)
1979

性味功能：甘、微苦，平。祛风，除湿，活络，消痈。

主治：风湿骨痛，痈疽肿毒。

用量：鲜品0.5～1两。

配伍：配牛筋草、黄桷树根、威灵仙治风湿骨痛；配蒲公英、牛舌头、甘草治痈疽肿毒。

羊食子根（羊屎条）

来源：为忍冬科荚蒾属植物黑汉条 Viburnum utile Hemsl. 的根。

形态简述：多年生常绿灌木。枝细长，园柱形，密被灰白色或带锈色星状柔毛。单叶对生，叶片椭园状卵形或卵状长椭园形，全缘，叶柄及叶背面密被灰白色星状短柔毛。夏日开白色小花，为顶生聚伞花序，花梗有星状毛。浆果状核果，卵园形，略呈压扁状，乌黑色，种子一粒。

多生于路旁、原野及庭园周围，低山区、丘陵区均有分布。（图198）

474

496

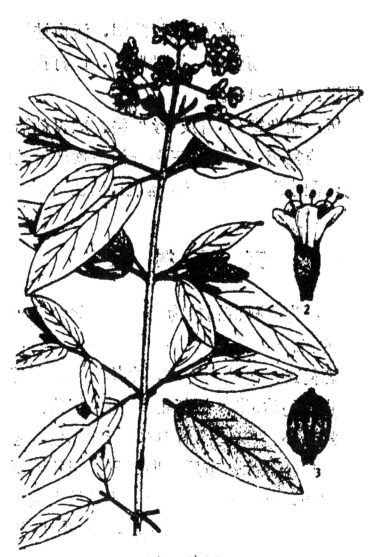

（图198）羊食子根

475

1949

新　中　国
地 方 中 草 药
文 献 研 究
(1949—1979年)

1979

采集加工：九至十月采集，洗净，晒干备用。

性味功能：淡，微温。祛风除湿，活血祛淤。

主治：风湿筋骨痛，胸肋胀痛，跌打损伤。

用量：0.5～1两。

配伍：配桑寄生、青皮、丝瓜络、威灵仙治风湿痛；配旋复花、丝瓜络、三颗针治痰饮所致的胸肋胀痛；配水当归、扭子七泡酒服，治跌伤淤结。

黄 桷 树 根

来源：为桑科榕属植物黄桷树 Ficus lacor Ham.的根。

形态简述：落叶大乔木。全体光滑，高可达25米，直径约达5米。根部粗大，断面带黄白色，并可暴露土外。枝密生，广展，新枝绿色，老枝灰绿色。单叶互生，革质，卵园形或矩卵园形，叶面深绿色，叶背淡绿色。春日于老枝上或上年枝上单生或对生隐头花序，或3～4个簇生于叶腋，扁形或园形，直径约一厘米，无总梗。

476

多生于路旁、坡地及石滩上，通常栽植或成半野生状态，分布于丘陵区。

采集加工：全年可采，晒干备用。

性味功能：微辛，凉。祛风除湿，清热解毒，发表透疹。

主治：风湿骨痛，风热感冒，扁桃体炎，眼结膜炎，疟疾，百日咳，麻疹不透。

用量：5～8钱。

配伍：配薄荷、桑叶治风热感冒；配菊花、大力、挖耳草根、三匹风治扁桃体炎；配菊花、桑叶、充蔚子治眼结膜炎；配水蚣蜈、天名精治疟疾；配三颗针、五朵云治百日咳；配芫荽杆、菊花、薄荷治麻疹不透；配威灵仙、淫羊藿泡酒服，治风湿麻木、疼痛。

斑 竹 根

来源：为禾本科刚竹属植物刚竹 Phyllosta-chys bambusoides sieb. et Zucc. 的根。

477

1949

新　中　国
地 方 中 草 药
文 献 研 究
(1949—1979年)

1979

采集加工：九至十月采集，洗净，晒干备用。

性味功能：微苦，寒。祛风除湿，清热平喘。

主治：四肢麻木，筋骨疼痛，咳嗽气喘。

用量：0.5～1两。

配伍：配乌梢蛇、当归、五加皮泡酒服，治四肢麻木、筋骨疼痛，配桑白皮、苏子、车前草治咳嗽气喘。

石　瓜　子

来源：为水龙骨科抱石莲属植物抱石莲Lepidogrammitis drymoglossoides（Bak.）ching 的全草。

形态简述：多年生蔓生蕨类小草本。根状茎细弱，长而横走，疏生淡棕色鳞片。单叶远生，肉质，全缘，营养叶卵园形至长椭园形，孢子叶舌状或匙形，孢子囊园形，沿孢子叶背面中脉两

478

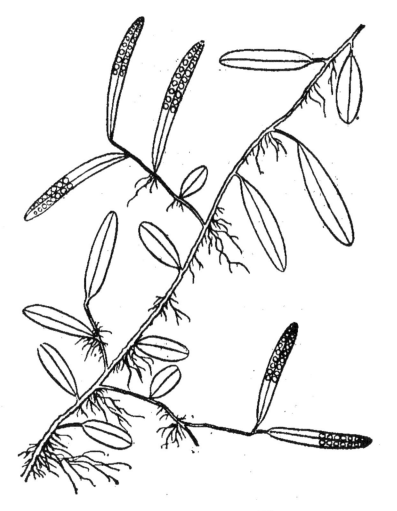

（图199）石瓜子

侧各成一行排列。

多生于较阴湿的岩壁，分布于山区。（图199）

479

1949

新 中 国
地 方 中 草 药
文 献 研 究
(1949—1979年)

1979

采集加工： 秋季采集，洗净，晒干备用。

性味功能： 甘，平。祛风除湿，强筋壮骨。

主治： 风湿骨痛，跌打损伤。

用量： 3～4钱。

配伍： 配石枣子、五加皮、伸筋草治风湿骨痛；配血木通、搬倒甑、石豇豆治跌打损伤。

石 刷 把

来源： 为松叶兰科松叶兰属植物松叶兰Psilotum nudum（L.）Griscb 的全草。

形态简述： 多年生常绿草本，高15～80厘米。茎丛生状，上部多次二歧分枝。叶退化成细小鳞片，孢子叶二裂，孢子囊球形，无柄，三室，纵裂。（图200）

采集加工： 四季采集，阴干，切段备用。

性味功能： 微辛，温。祛风除湿，活血止痛。

主治： 风湿骨痛，跌打损伤。

用量： 3～5钱。

480

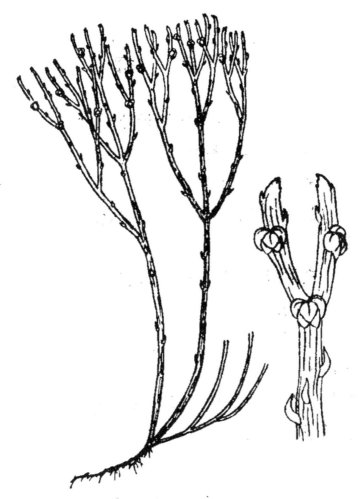

（图200）石刷把

配伍：配牛筋草、虎杖根、马鞭草、泽兰治跌打损伤；配威灵仙、游丝草、刺三甲治风湿骨痛。

481

1949

新 中 国
地 方 中 草 药
文 献 研 究
(1949—1979年)

1979

垂　柳

来源：为杨柳科柳属植物水柳 Salix baby-lonicaL. 的枝条及须根。

采集加工：四季采其枝条及须根，洗净入药。

性味功能：苦，寒。祛风湿，利小便，解热毒。

主治：风湿筋骨疼痛，白带，牙龈肿痛，火淋。

用量：0.5～1两。

配伍：配牛马藤、樟树根泡酒服，治风湿痛；配莲米、臭牡丹根、昏鸡头炖鸡、炖肉服，治白带；配黄柏、地瓜藤治牙龈肿痛；单用须根熬醪糟服，治火淋。

草　珊　瑚

来源：为金粟兰科金粟兰属植物接骨金粟兰 Chloranthus glader Thunb. 的全草。

482

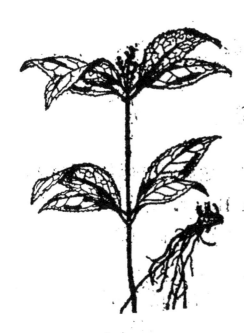

（图201）草珊瑚

形态简述：为矮小常绿灌木。茎绿色无毛，节膨大，节间有纵行的棱和沟。叶对生近于轮生状，卵状长园形至披针状长园形。夏日顶端抽生多数黄绿色小花，成复穗状花序。核果球形，成熟时红色。

多生于林下及坡地，分布于山区。

（图201）

采集加工：八至九月采集，洗净，晒干备用。

性味功能：苦、辛，温。祛风除湿，祛淤止痛。

主治：风湿骨痛，跌打扭伤，痛疽肿毒。

用量：3～5钱。

配伍：配斑竹根、稀莶草治风湿骨痛；配八

1949

新 中 国
地 方 中 草 药
文 献 研 究
(1949—1979年)

1979

角枫枝条、酸酸草治跌打扭伤；配金银花、侧耳根、铧头草治痈疽肿毒。

蒙　荷（独和尚）

来源：为虎耳草科老蛇盘属植物老蛇盘 Rodgersia aesculifolia Batal. 的根茎。

形态简述：多年生草本，高可达90厘米。地下有短园柱形的根茎。掌状复叶由5～6小叶组成，小叶倒卵形，边缘有不规则重锯齿，叶面无毛，叶背沿叶脉有毛，下部叶柄长，近花序处之叶由3小叶组成，较一般叶小，柄短，基部抱茎。夏季开多数黄绿色小花，成聚伞花序复成园锥花丛，花序初发时呈尾卷状。

生于向阳的坡地，分布于中山区。（图202）

采集加工：秋冬采集，洗净，阴干备用。

性味功能：辛，温。祛风除湿，活血止痛。

主治：风湿关节痛，跌打损伤，痛经。

用量：0.5～1两。

484

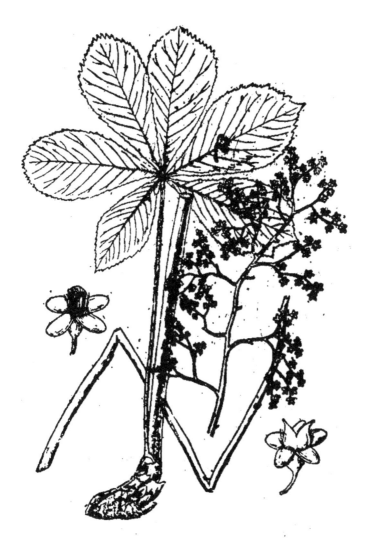

（图202）慕荷

配伍：配水蜈蚣、三角风、苍耳泡酒服，治

485

1949

新　中　国
地 方 中 草 药
文 献 研 究
(1949—1979年)

1979

风湿骨痛；配当归、石刷把、石泽兰、大血藤泡酒内服外搽，治跌打损伤；配香附、充蔚子、小茴、当归、甘草治痛经。

石　鳳　丹

来源：为兰科斑叶兰属植物大斑叶兰 Goodyera procera Hook.的全草。

形态简述：常绿草本，高约15～25厘米。单叶互生，广披针形、长椭园形或长匙形，全缘，脉平行，中脉在叶背明显，叶柄较长，基部扩大抱茎。夏日抽长花茎，中下部疏生数个苞片，上部着生多数白色小花，排列成穗状花序。蒴果，内含多数细小种子。

生于林中及潮湿岩上，多见于山区。(图203)

采集加工：夏季采集，洗净，晒干备用或鲜用。

性味功能：辛，温。祛风除湿，活血止痛。

主治：风湿骨痛，跌打损伤。

用量：干品2～4钱，作煎剂。酒剂0.5～1两。

486

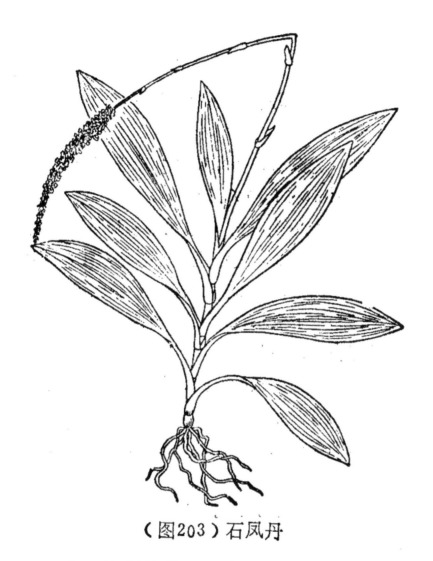

（图203）石凤丹

　　配伍：配舒筋草、蚕沙、桑枝治风湿骨痛；配酸酸草、八角枫治跌打损伤。

487

1949

新 中 国
地 方 中 草 药
文 献 研 究
(1949—1979年)

1979

小二郎箭（鹅不食草）

来源：为菊科球子草属植物球子草 Centipeda minima（L.）A.Braun. 的全草。

形态简述：一年生小草本，高5～15厘米。茎细弱，通常下部匍匐，随地生根。单叶互生，叶片倒卵形或椭园形，上部边缘有锯齿，无柄。秋冬日开花，为细小兰状花序，扁球形，单生于叶腋，总苞多层，小花全为管状。

多生于润湿肥沃的水边、路旁，常成片生长，各地均有分布。（图204）

采集加工：夏季采集，洗净泥沙，晒干备用。

性味功能：辛，温。祛风除湿，通关开窍。

主治：风湿骨痛，麻木，鼻炎，眼翳，咳嗽痰多，疟疾。

488

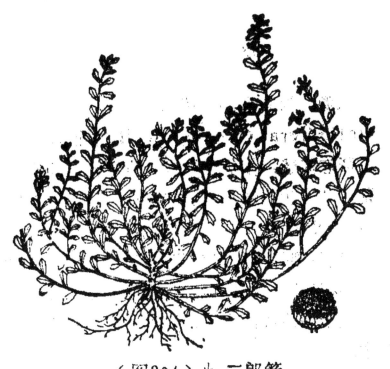

（图204）小 二郎箭

用量：2～4钱。

配伍：配菊花、木贼、苍耳治鼻炎，眼翳；配前胡、法夏、陈皮治咳嗽痰多；配八角枫、牛马藤、稀签草治风湿骨痛；配当归、三角风、五加皮、桑枝、淫羊藿治风湿麻木，单用本品鲜草搓绒，于疟疾发作前两小时塞鼻内，能制止疟疾的发作。

489

1949
新 中 国
地 方 中 草 药
文 献 研 究
(1949—1979年)
1979

水 芹 菜

来源: 为伞形科水芹属植物水芹 Cenanth、stolonifera (Roxb.) Wall. 的全草。

形态简述: 多年生草本，直立，但通常基部匍匐，节上生出新苗，至春时更为茂盛。根出叶丛生，具柄及鞘，茎生叶互生，无柄，均为1～2回羽状分裂，最后裂片为卵形至菱形，边缘有不规则的锯齿。夏秋日开多数白色小花，成顶生复伞形花序。

生于水边或浅水中，为常见杂草，各地均有分布。

采集加工: 六至七月开花时采集全草，洗净，晒干备用。

性味功能: 甘，平。祛风除湿，清肺止咳。

主治: 风湿疼痛，白带，肺热咳嗽。

用量: 0.5～1两。

配伍: 配桑枝、刺五甲、三角风治风湿骨痛；配臭牡丹根、昏鸡头治白带；配十大功劳、桑白皮、车前草治肺热咳嗽。

490

九、芳香化湿药类

脾主湿，湿盛即易伤脾，脾伤则运化水湿之功能减弱，因而出现胸脘痞满、恶心呕酸、大便塘薄、食少体倦，舌苔白滑等症。芳香化湿药具有化湿醒脾的作用。有助于脾功能的恢复，使以上诸症消失。

藿　　香

来源：为唇形科藿香属植物藿香 Agastache rugosa O. Ktze.的全草。

形态简述：一年生草本，高1米余，全株具特异香气。茎直立，方形，疏生细毛，多分枝。单叶对生，椭园状卵形或三角状卵形，边缘有粗距齿，叶面光滑，散生透明腺点，叶背具短柔毛。夏日开淡紫色唇形花，轮伞花序成总状，顶生。小坚果四枚，黄色，上端具白色细毛。通常栽

1949

新 中 国
地方中草药
文 献 研 究
(1949—1979年)

1979

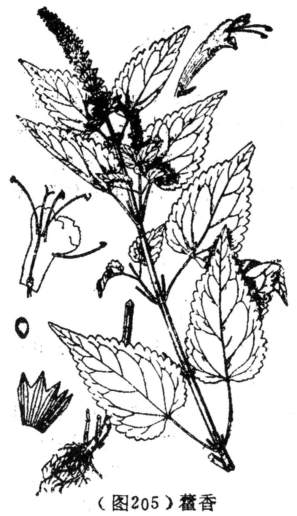

（图205）藿香

培，但亦有野生的，各地均有分布。（图205）

采集加工：夏季采集，阴干，备用。

性味功能：辛，微温。芳香化湿，和中止呕。

主治：感冒头痛，发热，呕吐，腹泻，胸中痞闷。

用量：2～8钱。

配伍：配紫苏、生姜、橘皮治寒湿阻滞、胃气失降所致的

492

呕吐：配泥鳅串、青藤香、石菖蒲、生姜、苏梗治发热吐泻；配青蒿、扁豆、苇根、水黄连、侧耳根、泥鳅串治暑湿郁滞，发热倦怠，胸脘烦闷。

石　菖　蒲

来源：为天南星科菖卜属植物石菖蒲 Acorus gramineus Soland. 及小石菖蒲 A. gramineus Soland.ver.pusillus Engl. 的根茎及叶。

形态简述：石菖蒲——多年生草本，高20～40厘米，全株有特异气味。根茎横卧，纠结状，断面邻近皮部绿色，中心部白色，节处生多数须根。叶基生，单叶，剑形，深绿色，二列排列。夏日从叶丛中抽出花梗，生多数黄色小花，成佛焰花序，佛焰苞绿色，叶片状。

小石菖蒲——与上种主要区别是：植株更小，叶片更狭，近线形，气味更浓郁。

多生于较润湿肥沃的岩石上及溪沟边，亦有

493

1949
新 中 国
地 方 中 草 药
文 献 研 究
(1949—1979年)
1979

半野生状态及栽培的，各地均有分布。本种又称随手香。

采集加工：四季采收，洗净，晒干备用或用鲜品入药。

性味功能：辛，温。芳香开窍，和中化湿。

主治：胃胀疼痛，消化不良，风湿性关节炎，腰腿痛，耳聋，健忘，咳嗽失音，热病神昏等症。

用量：干品2～3钱，鲜品酌加。

配伍：配鲫鱼水煎，不放盐服，治胃胀疼痛，消化不良；配木瓜、独活、松节、桑枝治风湿性关节炎，腰腿痛；配远志、葱白、紫苏、荆芥治寒闭耳聋；配远志、首乌、女贞子治健忘、多梦；配前胡、大力、蝉蜕治咳嗽失音；配瓜蒌壳、三颗针、竹黄、胆南星治热痰蒙蔽心包所致的神昏谵语。

备注：同属植物菖蒲A.calanms L.与本种植物外形略相似，但植株较高（40～80厘米），根茎粗壮而不纠结，佛焰苞延伸较长可以区别，功效及主治大致相同。

494